明·李时珍◎著

中医临床经典丛书

濒湖脉学

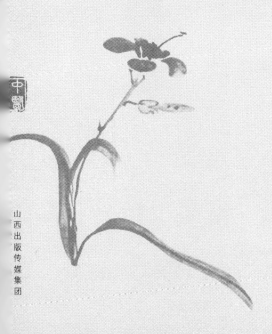

山西出版传媒集团

内容提要

　　《濒湖脉学》为明代李时珍所著。全书不分卷，后附宋代崔嘉彦所著的《四言举要》及明代李时珍所著的《<脉决>考证》和《奇经八脉考》。全书共记述了 27 种脉象，是在《脉经》24 脉基础上增加了"长""短""牢"3 种脉象。描述脉象的体状、主病、节律等，便于理解。

序

李时珍曰：宋有俗子，杜撰《脉诀》，鄙陋纰缪，医学习诵以为权舆，逮臻斑白，脉理竟昧。戴同父常刊其误。先考月池翁著《四诊发明》八卷，皆精诣奥室。浅学未能窥造，珍因撮粹撷华，僭撰此书，以便习读，为脉指南。世之医、病两家，咸以脉为首务，不知脉乃四诊之末，谓之巧者尔。上士欲会其全，非备四诊不可。

明嘉靖甲子上元日谨书于濒湖莛所

目　录

濒湖脉学

（一）浮阳

浮脉：举之有余，按之不足（《脉经》）。如微风吹鸟背上毛，厌厌聂聂，轻泛貌。如循榆荚（《素问》），如水漂木（崔氏），如捻葱叶（黎氏）。

浮脉法天。有轻清在上之象。在卦为乾，在时为秋，在人为肺。又谓之毛。太过则中坚旁虚，如循鸡羽，病在外也。不及则气来毛微，病在中也。《脉诀》言：寻之如太过，乃浮兼洪紧之象，非浮脉也。

【体状诗】

　　浮脉唯从肉上行，如循榆荚似毛轻。

　　三秋得令知无恙，久病逢之却可惊。

【相类诗】

　　浮如木在水中浮，浮大中空乃是芤。

　　拍拍而浮是洪脉，来时虽盛去悠悠。

浮脉轻平似捻葱，虚来迟大豁然空。

浮而柔细方为濡，散似杨花无定踪。

浮而有力为洪，浮而迟大为虚，虚甚为散，浮而无力为芤，浮而柔细为濡。

【主病诗】

浮脉为阳表病居，迟风数热紧寒拘。

浮而有力多风热，无力而浮是血虚。

寸浮头痛眩生风，或有风痰聚在胸。

关上土衰兼木旺，尺中溲便不流通。

浮脉主表，有力表实，无力表虚。浮迟中风，浮数风热，浮紧风寒，浮缓风湿，浮虚伤暑，浮芤失血，浮洪虚热，浮散劳极。

（二）沉阴

沉脉：重手按至筋骨乃得（《脉经》），如绵裹砂，内刚外柔（杨氏），如石投水，必极其底。

沉脉法也，有渊泉在下之象。在卦为坎，在时为冬，在人为肾。又谓之石，亦曰营。太过则如弹石，按之益坚，病在外也。不及则气来虚微，去如数者，病在中也。《脉诀》言缓度三关，状如烂绵者非也。沉有缓数及各部之沉，烂绵乃弱脉，非沉也。

【体状诗】

水行润下脉来沉，筋骨之间软滑匀。

女子寸兮男子尺，四时如此号为平。

【相类诗】

沉帮筋骨自调匀，伏则推筋着骨寻。

沉细如绵真弱脉，弦长实大是牢形。

沉行筋间，伏行骨上，牢大有力，弱细无力。

【主病诗】

沉潜水蓄阴经病，数热迟寒滑有痰。

无力而沉虚与气，沉而有力积并寒。

寸沉痰郁水停胸，关主中寒痛不通。

尺部浊遗并泻痢，肾虚腰及下元痛。

沉脉主里，有力里实，无力里虚。沉则为气，又主水蓄。沉迟痼冷，沉数内热，沉滑痰食，沉涩气郁，沉弱寒热，沉缓寒湿，沉紧冷痛，沉牢冷积。

（三）迟脉阴

迟脉：一息三至，去来极慢（《脉经》）。

迟为阳不胜阴，故脉来不及。《脉诀》言重手乃得，是有沉无浮。一息三至，甚为易见。而曰隐隐，曰状且难，是涩脉矣，其谬可知。

【体状诗】

迟来一息至唯三，阳不胜阴气血寒。

但把浮沉分表里，消阴须益火之原。

【相类诗】

> 脉来三至号为迟，小快于迟作缓持。
>
> 迟细而难知是涩，浮而迟大以虚推。

三至为迟，有力为缓，无力为涩。有止为结，迟甚为败，浮大而软为虚。黎氏曰：迟小而实，缓大而慢，迟为阴盛阳衰，缓为卫盛营弱，宜别之。

【主病诗】

> 迟司脏病或多痰，沉痼癥瘕仔细看。
>
> 有力而迟为冷痛，迟而无力定虚寒。
>
> 寸迟必是上焦寒，关主中寒痛不堪。
>
> 尺是肾虚腰脚重，溲便不禁疝牵丸。

迟脉主脏，有力冷痛，无力虚寒。浮迟表寒，沉迟里寒。

（四）数脉阳

数脉：一息六至（《脉经》），脉流薄疾（《素问》）。

数为阴不胜阳，故脉来太过。浮沉迟数，脉之纲领。《素问》《脉经》皆为正脉。《脉诀》立七表八里，而遗数脉，止歌于心脏，其妄甚矣。

【体状诗】

> 数脉息间常六至，阴微阳盛必狂烦。
>
> 浮沉表里分虚实，唯有儿童作吉看。

数比平人多一至，紧来如数似弹绳。

数而时止名为促，数见关中动脉形。

数而弦急为紧，流利为滑。数而有止为促，数甚为疾，数见关中为动。

【主病诗】

数脉为阳热可知，只将君相火来医。

实宜凉泻虚温补，肺病秋深却畏之。

寸数咽喉口舌疮，吐红咳嗽肺生疡。

当关胃火并肝火，尺属滋阴降火汤。

数脉主腑，有力实火，无力虚火。浮数表热，沉数里热。气口数实肺痈，数虚肺痿。

（五）滑脉_{阳中阴}

滑脉：往来前却，流利展转，替替然如珠之应指（《脉经》），漉漉如欲脱。

滑为阴气有余，故脉来流利如水。脉者，血之府也。血盛则脉滑，故肾脉宜之。气盛则脉涩，故肺脉宜之。《脉诀》云：按之即伏，三关如珠，不进不退。是不分浮滑、沉滑、尺寸之滑也，今正之。

【体状相类诗】

滑脉如珠替替然，往来流利却还前。

莫将滑数为同类，数脉唯看至数间。

滑则如珠，数则六至。

【主病诗】

> 滑脉为阳元气衰，痰生百病食生灾。
> 上为吐逆下蓄血，女脉调时定有胎。
> 寸滑膈痰生呕吐，吞酸舌强或咳嗽。
> 当关宿食肝脾热，渴痢癫淋看尺部。

滑主痰饮，浮滑风痰，沉滑食痰，滑数痰火，滑短宿食。《脉诀》言关滑胃寒，尺滑脐似冰。与《脉经》言关滑胃热，尺滑血蓄，妇人经病之旨相反。其谬如此。

（六）涩脉阴

涩脉：细而迟，往来难，短且散；或一止复来（《脉经》），参伍不调（《素问》）。如轻刀刮竹（《脉诀》）。如雨沾沙（通真子）。如病蚕食叶。

涩为阳气有余，气盛则血少，故脉来塞滞，而肺宜之。《脉诀》言：指下寻之似有，举之全无。与《脉经》所云，绝不相干。

【体状诗】

> 细迟短涩往来难，散止依稀应指间。
> 如雨沾沙容易散，病蚕食叶慢而艰。

【相类诗】

> 参伍不调名曰涩，轻刀刮竹短而难。
> 微似秒芒微软甚，浮沉不别有无间。

细迟短散，时一止曰涩。极细而软，重按若绝曰微。浮而柔细曰濡。沉而柔细曰弱。

【主病诗】

> 涩缘血少或伤精，反胃亡阳汗雨淋。
> 寒湿入营为血痹，女人非孕即无经。
> 寸涩心虚痛对胸，胃虚胁胀察关中。
> 尺为精血俱伤候，肠结溲淋或下红。

涩主血少精伤之病。女子有孕为胎病，无孕为败血。杜光庭云：涩脉独见尺中，形散同代，为死脉。

（七）虚脉_阴

虚脉：迟大而软，按之无力，隐指豁豁然空（《脉经》）。

崔紫虚云：形大力薄，其虚可知。《脉诀》言：寻之不足，举之有余。只言浮脉，不见虚状。杨仁斋言：状似柳絮，散漫而迟。滑氏言：散大而软。皆是散脉，非虚也。

【体状相类诗】

> 举之迟大按之松，脉状无涯类谷空。
> 莫把芤虚为一例，芤来浮大似慈葱。

虚脉浮大而迟，按之无力。芤脉浮大，按之中空。芤为脱血，虚为血虚。浮散二脉见浮脉。

【主病诗】

> 脉虚身热为伤暑，自汗怔忡惊悸多。

发热阴虚须早治，养营益气莫蹉跎。

血不荣心寸口虚，关中腹胀食难舒。

骨蒸痿痹伤精血，却在神门两部居。

经曰：血虚脉虚。曰：气来虚微为不及，病在内。曰：久病脉虚者死。

（八）实脉阳

实脉：浮沉皆得，脉大而长，微弦，应指愊愊然。

《脉经》愊愊，坚实貌。《脉诀》言：如绳应指来。乃紧脉，非实脉也。

【体状诗】

浮沉皆得大而长，应指无虚愊愊强。

热蕴三焦成壮火，通肠发汗始安康。

【相类诗】

实脉浮沉有力强，紧如弹索转无常，

须知牢脉帮筋骨，实大微弦更带长。

浮沉有力为实，弦急弹指为紧，沉而实大、微弦而长为牢。

【主病诗】

实脉为阳火郁成，发狂谵语吐频频。

或为阳毒或伤食，大便不通或气疼。

寸实应知面热风，咽疼舌强气填胸。

当关脾热中宫满，尺实腰肠痛不通。

经曰：血实脉实。曰：脉实者，水谷为病。曰：气来实强，是谓太过。《脉诀》言尺实小便不禁，与《脉经》尺实小腹痛、小便难之说何反？洁古不知其谬，诀为虚寒，药用姜附，愈误矣。

（九）长脉阳

长脉：不大不小，迢迢自若（朱氏）。如揭长竿末梢，为平。如引绳，如循长竿，为病（《素问》）。

长有三部之长、一部之长，在时为春，在人为肝。心脉长，神强气壮。肾脉长，蒂固根深。经曰：长则气治。皆言平脉也。

【体状相类诗】

> 过于本位脉名长，弦则非然但满张。
>
> 弦脉与长争较远，良工尺度自能量。

实、牢、弦、紧，皆兼长脉。

【主病诗】

> 长脉迢迢大小匀，反常为病似牵绳。
>
> 若非阳毒癫痫病，即是阳明热势深。

长主有余之病。

（十）短脉阴

短脉：不及本位（《脉诀》）。应指而回，不能满部

（《脉经》）。

戴同父云：短脉只见尺寸，若关中见短，上不通寸，下不通尺，是阴阳绝脉，必死矣。故关不诊短。黎居士云：长短未有定体，诸脉举按之。过于本位者为长，不及本位者为短。长脉属肝，宜于春；短脉属肺，宜于秋。但诊肝肺，长短自见。短脉两头无，中间有，不及本位，乃气不足以前导其血也。

【体状相类诗】

> 两头缩缩名为短，涩短迟迟细且难。
>
> 短涩而浮秋喜见，三春为贼有邪干。

涩、微、动、结，皆兼短脉。

【主病诗】

> 短脉唯于尺寸寻，短而滑数酒伤神。
>
> 浮为血涩沉为痞，寸主头疼尺腹疼。

经曰：短则气病。短主不及之病。

（十一）洪脉阳

洪脉：指下极大（《脉经》）。来盛去衰（《素问》）。来大去长（通真子）。

洪脉在卦为离，在时为夏，在人为心。《素问》谓之大，亦曰钩。滑氏曰：来盛去衰，如钩之曲，上而复下。应血脉来去之象，象万物敷布下垂之状。詹炎举言：如环珠者非。《脉诀》云：季夏宜之，秋季、冬季、发汗通阳，俱非洪脉所宜。盖谬也。

【体状诗】

　　　　脉来洪盛去还衰，满指滔滔应夏时。

　　　　若在春秋冬月分，升阳散火莫狐疑。

【相类诗】

　　　　洪脉来时拍拍然，去衰来盛似波澜。

　　　　欲知实脉参差处，举按弦长愊愊坚。

洪而有力为实，实而无力为洪。

【主病诗】

　　　　脉洪阳盛血应虚，相火炎炎热病居。

　　　　胀满胃翻须早治，阴虚泄痢可踌躇。

　　　　寸洪心火上焦炎，肺脉洪时金不堪。

　　　　肝火胃虚关内察，肾虚阴火尺中看。

洪主阳盛阴虚之病，泄痢失血久嗽者忌之。经曰：形瘦脉大，多气者死。曰：脉大则病进。

（十二）微脉_阴

微脉：极细而软，按之如欲绝，若有若无（《脉经》）。细而稍长（戴氏）。

《素问》谓之小。又曰：气血微则脉微。

【体状相类诗】

　　　　微脉轻微瞥瞥乎，按之欲绝有如无。

　　　　微为阳弱细阴弱，细比于微略较粗。

轻诊即见，重按如欲绝者，微也。往来如线而常有者，细也。仲景曰：脉瀵瀵如羹上肥者，阳气微。萦萦如蚕丝细者，阴气衰。长病得之死，卒病得之生。

【主病诗】

气血微兮脉亦微，恶寒发热汗淋漓。

男为劳极诸虚候，女作崩中带下医。

寸微气促或心惊，关脉微时胀满形。

尺部见之精血弱，恶寒消瘅痛呻吟。

微主久虚血弱之病，阳微恶寒，阴微发热。《脉诀》云：崩中日久肝阴竭，漏下多时骨髓枯。

（十三）紧脉 阳

紧脉：来往有力，左右弹人手（《素问》），如转索无常（仲景），数如切绳（《脉经》），如纫箪线（丹溪）。

紧乃热为寒束之脉，故急数如此，要有神气。《素问》谓之急。《脉诀》言：寥寥入尺来。崔氏言：如线，皆非紧状。或以浮紧为弦，沉紧为牢。亦近似耳。

【体状诗】

举如转索切如绳，脉象因之得紧名。

总是寒邪来作寇，内为腹痛外身疼。

【相类诗】见弦、实脉。

【主病诗】

紧为诸痛主于寒，喘咳风痫吐冷痰。

浮紧表寒须发越，紧沉温散自然安。

寸紧人迎气口分，当关心腹痛沉沉。

尺中有紧为阴冷，定是奔豚与疝疼。

诸紧为寒为痛。人迎紧盛，伤于寒。气口紧盛，伤于食。尺紧，痛居其腹。沉乃疾在其腹。中恶浮紧，咳嗽沉紧，皆主死。

（十四）缓脉阴

缓脉：去来小快于迟（《脉经》），一息四至（戴氏）。如丝在经，不卷其轴，应指和缓，往来甚匀（张太素），如初春杨柳舞风之象（杨玄操），如微风轻飐柳梢（滑伯仁）。

缓脉在卦为坤，在时为四季，在人为脾。阳寸、阴尺，上下同等。浮大而软，无有偏胜者，平脉也。若非其时，即为有病。缓而和匀，不浮不沉，不疾不徐，不微不弱者，即为胃气。故杜光庭云：欲知死期何以取，古贤推定五般土。阳土须知不遇阴，阴土遇阴当细数。详《玉函经》。

【体状诗】

缓脉阿阿四至通，柳梢袅袅飐轻风。

欲从脉里求神气，只在从容和缓中。

【相类诗】见迟脉。

【主病诗】

缓脉营衰卫有余，或风或湿或脾虚。

上为项强下痿痹，分别浮沉大小区。

寸缓风邪项背拘，关为风眩胃家虚。

神门濡泄或风秘，或是蹒跚足力迁。

浮缓为风，沉缓为湿，缓大风虚，缓细湿痹，缓涩脾薄，缓弱气虚。《脉诀》言：缓主脾热口臭、反胃齿痛、梦鬼诸病。出自杜撰，与缓无关。

（十五）芤脉_{阳中阴}

芤脉：浮大而软，按之中央空，两边实（《脉经》）。中空外实，状如慈葱。

芤，慈葱也。《素问》无芤名。刘三点云：芤脉何似？绝类慈葱，指下成窟，有边无中。戴同父云：营行脉中，脉以血为形。芤脉中空，脱血之象也。《脉经》云：三部脉芤，长病得之生，卒病得之死。《脉诀》言：两头有，中间无，是脉断截矣。又言：主淋沥，气入小肠，与失血之候相反。误世不小。

【体状诗】

芤形浮大软如葱，边实须知内已空。

火犯阳经血上溢，热侵阴络下流红。

【相类诗】

中空旁实乃为芤，浮大而迟虚脉呼。

芤更带弦名曰革，芤为失血革血虚。

【主病诗】

寸芤积血在于胸，关里逢芤肠胃痈。

尺部见之多下血，赤淋红痢漏崩中。

（十六）弦脉_{阳中阴}

弦脉：端直以长（《素问》）。如张弓弦（《脉经》），按之不移，绰绰如按琴瑟弦（巢氏），状若筝弦（《脉诀》）。从中直过，挺然指下。

弦脉在卦为震，在时为春，在人为肝。轻虚以滑者平，实滑如循长竿者病，劲急如新张弓弦者死。池氏曰：弦紧而数劲为太过，弦紧而细为不及。戴同父曰：弦而软，其病轻；弦而硬，其病重。《脉诀》言：时时带数。又言：脉紧状绳牵。皆非弦象，今削之。

【体状诗】

弦脉迢迢端直长，肝经木旺土应伤。

怒气满胸常欲叫，翳蒙瞳子泪淋浪。

【相类诗】

弦来端直似丝弦，紧则如绳左右弹。

紧言其力弦言象，牢脉弦长沉伏间。

又见长脉。

【主病诗】

弦应东方肝胆经，饮痰寒热疟缠身。

浮沉迟数须分别，大小单双有重轻。

寸弦头痛膈多痰，寒热癥瘕察左关。

关右胃寒心腹痛，尺中阴疝脚拘挛。

弦为木盛之病。浮弦支饮外溢，沉弦悬饮内痛，疟脉自弦。弦数多热，弦迟多寒。弦大主虚，弦细拘急。阳弦头痛，阴弦腹痛。单弦饮癖，双弦寒痼。若不食者，木来克土，必难治。

（十七）革脉阴

革脉：弦而芤（仲景），如按鼓皮（丹溪）。

仲景曰：弦则为寒，芤则为虚。虚寒相搏，此名曰革。男子亡血失精，妇人半产漏下。《脉经》曰：三部脉革，长病得之死，卒病得之生。时珍曰：此即芤弦二脉相合，故均主失血之候。诸家脉书皆以为牢脉，故或有革无牢，有牢无革，混淆不辨。不知革浮牢沉，革虚牢实，形证皆异也。又按《甲乙经》曰：浑浑革革，至如涌泉。病进而危，弊弊绰绰，其去如弦绝者死。谓脉来浑浊革变，急如涌泉，出而不反也。王贶以为溢脉，与此不同。

【体状主病诗】

革脉形如按鼓皮，芤弦相合脉寒虚。

女人半产并崩漏，男子营虚或梦遗。

【相类诗】见芤、牢脉。

（十八）牢脉阴中阳

牢脉：似沉似伏，实大而长，微弦（《脉经》）。

扁鹊曰：牢而长者，肝也。仲景曰：寒则牢坚，有牢固之象。沈氏曰：似沉似伏，牢之位也。实大弦长，牢之体也。《脉诀》不言形状，但云寻之则无，按之则有。云：脉入皮肤辨息难。又以牢为死脉，皆孟浪谬误。

【体状相类诗】

> 弦长实大脉牢坚，牢位常居沉伏间。
>
> 革脉芤弦自浮起，革虚牢实要详看。

【主病诗】

> 寒则牢坚里有余，腹心寒痛木乘脾。
>
> 疝癫癥瘕何愁也，失血阴虚却忌之。

牢主寒实之病，木实则为痛。扁鹊云：软为虚，牢为实。失血者，脉宜沉细，反浮大而牢者死。虚病见实脉也。《脉诀》言：骨间疼痛，气居于表。池氏以为肾传于脾，皆谬妄不经。

（十九）濡脉_阴

濡脉：极软而浮细，如帛在水中，轻手相得，按之无有（《脉经》），如水上浮沤。

帛浮水中，重手按之，随手而没之象。《脉诀》言：按之似有举还无。是微脉，非濡也。

【体状诗】

> 濡形浮细按须轻，水面浮绵力不禁。
>
> 病后产中犹有药，平人若见是无根。

【相类诗】

　　　　浮而柔细知为濡，沉细而柔作弱持。

　　　　微则浮微如欲绝，细来沉细近于微。

　　浮细如绵曰濡，沉细如绵曰弱，浮而极细如绝曰微，沉而极细不断曰细。

【主病诗】

　　　　濡为亡血阴虚病，髓海丹田暗已亏。

　　　　汗雨夜来蒸入骨，血山崩倒湿侵脾。

　　　　寸濡阳微自汗多，关中其奈气虚何。

　　　　尺伤精血虚寒甚，温补真阴可起疴。

　　濡主血虚之病，又为伤湿。

（二十）弱脉阴

　　弱脉：极软而沉细，按之乃得，举手无有（《脉经》）。

　　弱乃濡之沉者。《脉诀》言轻手乃得，黎氏譬如浮沤。皆是濡脉，非弱也。《素问》曰：脉弱以滑，是有胃气。脉弱以涩，是谓久病。病后老弱见之顺，平人少年见之逆。

【体状诗】

　　　　弱来无力按之柔，柔细而沉不见浮。

　　　　阳陷入阴精血弱，白头犹可少年愁。

【相类诗】见濡脉。

【主病诗】

　　　　弱脉阴虚阳气衰，恶寒发热骨筋痿。

多惊多汗精神减，益气调营急早医。

寸弱阳虚病可知，关为胃弱与脾衰。

欲求阳陷阴虚病，须把神门两部推。

弱主气虚之病。仲景曰：阳陷入阴，故恶寒发热。又云：弱主筋，沉主骨。阳浮阴弱，血虚筋急。柳氏曰：气虚则脉弱，寸弱阳虚，尺弱阴虚，关弱胃虚。

（二十一）散脉阴

散脉：大而散，有表无里（《脉经》），涣漫不收（崔氏），无统纪，无拘束，至数不齐，或来多去少，或去多来少，涣散不收，如杨花散漫之象（柳氏）。

戴同父曰：心脉浮大而散，肺脉短涩而散，平脉也。心脉软散，怔忡。肺脉软散，汗出。肝脉软散，溢饮。脾脉软散，胻肿。病脉也。肾脉软散，诸病脉代散，死脉也。《难经》曰：散脉独见则危。柳氏曰：散为气血俱虚，根本脱离之脉。产妇得之生，孕妇得之堕。

【体状诗】

散似杨花散漫飞，去来无定至难齐。

产为生兆胎为堕，久病逢之不必医。

【相类诗】

散脉无拘散漫然，濡来浮细水中绵。

浮而迟大为虚脉，芤脉中空有两边。

【主病诗】

　　左寸怔忡右寸汗，溢饮左关应软散。

　　右关软散胻胕肿，散居两尺魂应断。

（二十二）细脉阴

　　细脉：小于微而常有，细直而软，若丝线之应指（《脉经》）。

　　《素问》谓之小。王启玄言：如莠蓬，状其柔细也。《脉诀》言：往来极微，是微反大于细矣，与经相背。

【体状诗】

　　细来累累细如丝，应指沉沉无绝期。

　　春夏少年俱不利，秋冬老弱却相宜。

【相类诗】见微、濡脉。

【主病诗】

　　细脉萦萦血气衰，诸虚劳损七情乖。

　　若非湿气侵腰肾，即是伤精汗泄来。

　　寸细应知呕吐频，入关腹胀胃虚形。

　　尺逢定是丹田冷，泻痢遗精号脱阴。

　　《脉经》曰：细为血少气衰。有此证则顺，否则逆。故吐衄得沉细者生，忧劳过度者，脉亦细。

（二十三）伏脉_阴

伏脉：重按著骨，指下裁动（《脉经》），脉行筋下。《脉诀》言：寻之似有，定息全无。殊为舛谬。

【体状诗】

> 伏脉推筋著骨寻，指间裁动隐然深。
> 伤寒欲汗阳将解，厥逆脐疼证属阴。

【相类诗】见沉脉。

【主病诗】

> 伏为霍乱吐频频，腹痛多缘宿食停。
> 蓄饮老痰成积聚，散寒温里莫因循。
> 食郁胸中双寸伏，欲吐不吐常兀兀。
> 当关腹痛困沉沉，关后疝疼还破腹。

伤寒，一手脉伏曰单伏，两手脉伏曰双伏。不可以阳证见阴为诊，乃火邪内郁，不得发越，阳极似阴，故脉伏，必有大汗而解。正如久旱将雨，六合阴晦，雨后庶物皆苏之义。又有夹阴伤寒，先有伏阴在内，外复感寒，阴盛阳衰，四肢厥逆，六脉沉伏，须投姜附，及灸关元，脉乃复出也。若太溪、冲阳皆无脉者必死。《脉诀》言：徐徐发汗。洁古以麻黄附子细辛汤主之，皆非也。刘元宾曰：伏脉不可发汗。

· 21 ·

（二十四）动脉^阳

动脉：动乃数脉，见于关上下，无头尾，如豆大，厥厥动摇。

仲景曰：阴阳相搏，名曰动。阳动则汗出，阴动则发热。形冷恶寒，此三焦伤也。成无己曰：阴阳相搏，则虚者动。故阳虚则阳动，阴虚则阴动。庞安常曰：关前三分为阳，后三分为阴，关位半阴半阳，故动随虚见。《脉诀》言：寻之似有，举之还无，不离其处，不往不来，三关沉沉。含糊谬妄，殊非动脉。詹氏言：其形鼓动如钩、如毛者，尤谬。

【体状诗】

> 动脉摇摇数在关，无头无尾豆形团。
>
> 其原本是阴阳搏，虚者摇兮胜者安。

【主病诗】

> 动脉专司痛与惊，汗因阳动热因阴。
>
> 或为泻痢拘挛病，男子亡精女子崩。

仲景曰：动则为痛为惊。《素问》曰：阴虚阳搏，谓之崩。又曰：妇人手少阴脉动甚者，妊子也。

（二十五）促脉^阳

促脉：来去数，时一止复来（《脉经》），如蹶之趣，徐疾不常（黎氏）。

《脉经》但言数而止为促。《脉诀》乃云并居寸口，不言时止者，谬矣。数止为促，缓止为结，何独寸口哉？

【体状诗】

> 促脉数而时一止，此为阳极欲亡阴。
>
> 三焦郁火炎炎盛，进必无生退可生。

【相类诗】 见代脉。

【主病诗】

> 促脉唯将火病医，其因有五细推之。
>
> 时时喘咳皆痰积，或发狂斑与毒疽。

促主阳盛之病。促、结之因，皆有气、血、痰、饮、食五者之别。一有留滞，则脉必见止也。

（二十六）结脉阴

结脉：往来缓，时一止复来（《脉经》）。

《脉诀》言：或来或去，聚而却还，与结无关。仲景有累累如循长竿曰阴结，蔼蔼如车盖曰阳结。《脉经》又有如麻子动摇，旋引旋收，聚散不常者曰结，主死。此三脉，名同实异也。

【体状诗】

> 结脉缓而时一止，独阴偏盛欲亡阳。
>
> 浮为气滞沉为积，汗下分明在主张。

【相类诗】 见代脉。

【主病诗】

　　　　结脉皆因气血凝，老痰结滞苦沉吟。

　　　　内生积聚外痈肿，疝瘕为殃病属阴。

　　结主阴盛之病。越人曰：结甚则积甚，结微则气微。浮结外有痛积，伏结内有积聚。

（二十七）代脉阴

　　代脉：动而中止，不能自还，因而复动（仲景），脉至还入尺，良久方来（吴氏）。

　　脉一息五至，肺、心、脾、肝、肾五脏之气皆足，五十动而一息，合大衍之数，谓之平脉。反此则止乃见焉。肾气不能至，则四十动一止；肝气不能至，则三十动一止。盖一脏之气衰，而他脏之气代至也。经曰：代则气衰。滑伯仁曰：若无病羸瘦脉代者，危脉也。有病而气血乍损，气不能续者，只为病脉。伤寒心悸脉代者，复脉汤主之。妊娠脉代者，其胎百日。代之生死，不可不辨。

【体状诗】

　　　　动而中止不能还，复动因而作代看。

　　　　病者得之犹可疗，平人却与寿相关。

【相类诗】

　　　　数而时止名为促，缓止须将结脉呼。

　　　　止不能回方是代，结生代死自殊途。

　　促结之止无常数，或二动三动，一止即来。代脉之止有常数，必依数而止，还入尺中，良久方来也。

【主病诗】

代脉元因脏气衰，腹疼泻痢下元亏。

或为吐泻中宫病，女子怀胎三月兮。

《脉经》曰：代散者死，主泄及便脓血。

五十不止身无病，数内有止皆知定。四十一止一脏绝，四年之后多亡命。三十一止即三年，二十一止二年应。十动一止一年殂，更观气色兼形证。两动一止三四日，三四动止应六七。五六一止七八朝，次第推之自无失。

戴同父曰：脉必满五十动，出自《难经》。而《脉诀》五脏歌，皆以四十五动为准。乖于经旨。柳东阳曰：古以动数候脉，是吃紧语。须候五十动，乃知五脏缺失。今人指到腕臂，即云见了。夫五十动，岂弹指间事耶。故学者当诊脉、问证、听声、观色，斯备四诊而无失。

附一　四言举要

宋南康紫虚隐君崔嘉彦希范著

明蕲州月池子李言闻子郁删补

脉乃血派，气血之先；

血之隧道，气息应焉。

其象法地，血之府也；

心之合也，皮之部也。

资始于肾，资生于胃；

阳中之阴，本乎营卫。

营者阴血，卫者阳气；

营行脉中，卫行脉外。

脉不自行，随气而至；

气动脉应，阴阳之义。

气如橐籥，血如波澜；

血脉气息，上下循环。

十二经中，皆有动脉；

唯手太阴，寸口取决。

此经属肺，上系吭嗌；
脉之大会，息之出入。
一呼一吸，四至为息；
日夜一万，三千五百。
一呼一吸，脉行六寸；
日夜八百，十丈为准。
初持脉时，令仰其掌；
掌后高骨，是谓关上。
关前为阳，关后为阴；
阳寸阴尺，先后推寻。
心肝居左，肺脾居右；
肾与命门，居两尺部。
魂魄谷神，皆见寸口；
左主司官，右主司府。
左大顺男，右大顺女；
本命扶命，男左女右。
关前一分，人命之主；
左为人迎，右为气口。
神门决断，两在关后；
人无二脉，病死不愈。
男女脉同，唯尺则异；
阳弱阴盛，反此病至。
脉有七诊，曰浮中沉；
上下左右，消息求寻。

又有九候，举按轻重；

三部浮沉，各候五动。

寸候胸上，关候膈下；

尺候于脐，下至跟踝。

左脉候左，右脉候右；

病随所在，不病者否。

浮为心肺，沉为肾肝；

脾胃中州，浮沉之间。

心脉之浮，浮大而散；

肺脉之浮，浮涩而短。

肝脉之沉，沉而弦长；

肾脉之沉，沉实而濡。

脾胃属土，脉宜和缓；

命为相火，左寸同断。

春弦夏洪，秋毛冬石；

四季和缓，是谓平脉。

太过实强，病生于外；

不及虚微，病生于内。

春得秋脉，死在金日；

五脏准此，推之不失。

四时百病，胃气为本；

脉贵有神，不可不审。

调停自气，呼吸定息；

四至五至，平和之则。

三至为迟，迟则为冷；
六至为数，数即热证。
转迟转冷，转数转热；
迟数既明，浮沉当别。
浮沉迟数，辨内外因；
外因于天，内因于人。
天有阴阳，风雨晦冥；
人喜怒忧，思悲恐惊。
外因之浮，则为表证；
沉里迟阴，数则阳盛。
内因之浮，虚风所为；
沉气迟冷，数热何疑。
浮数表热，沉数里热；
浮迟表虚，沉迟冷结。
表里阴阳，风气冷热；
辨内外因，脉证参别。
脉理浩繁，总括于四；
既得提纲，引申触类。
浮脉法天，轻手可得；
泛泛在上，如水漂木。
有力洪大，来盛去悠；
无力虚大，迟而且柔。
虚甚则散，涣漫不收；
有边无中，其名曰芤。

浮小为濡，绵浮水面；

濡甚则微，不任寻按。

沉脉法地，近于筋骨；

深深在下，沉极为伏。

有力为牢，实大弦长；

牢甚则实，愊愊而强。

无力为弱，柔小如绵；

弱甚则细，如蛛丝然。

迟脉属阴，一息三至；

小驶于迟，缓不及四。

二损一败，病不可治；

两息夺精，脉已无气。

浮大虚散，或见芤革；

浮小濡微，沉小细弱。

迟细为涩，往来极难；

易散一止，止而复还。

结则来缓，止而复来；

代则来缓，止不能回。

数脉属阳，六至一息；

七疾八极，九至为脱。

浮大者洪，沉大牢实；

往来流利，是谓之滑。

有力为紧，弹如转索；

数见寸口，有止为促。

数见关中，动脉可候；
厥厥动摇，状如小豆。
长则气治，过于本位；
长而端直，弦脉应指。
短则气病，不能满部；
不见于关，唯尺寸候。
一脉一形，各有主病；
数脉相兼，则见诸证。
浮脉主表，里必不足；
有力风热，无力血弱。
浮迟风虚，浮数风热；
浮紧风寒，浮缓风湿。
浮虚伤暑，浮芤失血；
浮洪虚火，浮微劳极。
浮濡阴虚，浮散虚剧；
浮弦痰饮，浮滑痰热。
沉脉主里，主寒主积；
有力痰食，无力气郁。
沉迟虚寒，沉数热伏；
沉紧冷痛，沉缓水蓄。
沉牢痼冷，沉实热极；
沉弱阴虚，沉细痹湿。
沉弦饮痛，沉滑宿食；
沉伏吐利，阴毒聚积。

迟脉主脏，阳气伏潜；
有力为痛，无力虚寒。
数脉主腑，主吐主狂；
有力为热，无力为疮。
滑脉主痰，或伤于食；
下为蓄血，上为吐逆。
涩脉少血，或中寒湿；
反胃结肠，自汗厥逆。
弦脉主饮，病属胆肝；
弦数多热，弦迟多寒。
浮弦支饮，沉弦悬痛；
阳弦头痛，阴弦腹痛。
紧脉主寒，又主诸痛；
浮紧表寒，沉紧里痛。
长脉气平，短脉气病；
细则气少，大则病进。
浮长风痫，沉短宿食；
血虚脉虚，气实脉实。
洪脉为热，其阴则虚；
细脉为湿，其血则虚。
缓大者风，缓细者湿；
缓涩血少，缓滑内热。
濡小阴虚，弱小阳竭；
阳竭恶寒，阴虚发热。

阳微恶寒，阴微发热；
男微虚损，女微泻血。
阳动汗出，阴动发热；
为痛与惊，崩中失血。
虚寒相搏，其名为革；
男子失精，女子失血。
阳胜则促，肺痈阳毒；
阴盛则结，疝瘕积郁。
代则气衰，或泄脓血；
伤寒心悸，女胎三月。
脉之主病，有宜不宜；
阴阳顺逆，凶吉可推。
中风浮缓，急实则忌；
浮滑中痰，沉迟中气。
尸厥沉滑，卒不知人；
入脏身冷，入腑身温。
风伤于卫，浮缓有汗；
寒伤于营，浮紧无汗。
暑伤于气，脉虚身热；
湿伤于血，脉缓细涩。
伤寒热病，脉喜浮洪；
沉微涩小，证反必凶。
汗后脉静，身凉则安；
汗后脉躁，热甚必难。

阳病见阴，病必危殆；
阴病见阳，难困无害。
上不至关，阴气已绝；
下不至关，阳气已竭。
代脉止歇，脏绝倾危；
散脉无根，形损难医。
饮食内伤，气口急滑；
劳倦内伤，脾脉大弱。
欲知是气，下手脉沉；
沉极则伏，涩弱久深。
火郁多沉，滑痰紧食；
气涩血芤，数火细湿。
滑主多痰，弦主留饮；
热则滑数，寒则弦紧。
浮滑兼风，沉滑兼气；
食伤短疾，湿留濡细。
疟脉自弦，弦数者热；
弦迟者寒，代散者折。
泄泻下痢，沉小滑弱；
实大浮洪，发热则恶。
呕吐反胃，浮滑者昌；
弦数紧涩，结肠者亡。
霍乱之候，脉代勿讶；
厥逆迟微，是则可怕。

咳嗽多浮，聚肺关胃；

沉紧小危，浮濡易治。

喘急息肩，浮滑者顺；

沉涩肢寒，散脉逆证。

病热有火，洪数可医；

沉微无火：无根者危。

骨蒸发热，脉数而虚；

热而涩小，必损其躯。

劳极诸虚，浮软微弱；

土败双弦，火炎急数。

诸病失血，脉必见芤；

缓小可喜，数大可忧。

瘀血内蓄，却宜牢大；

沉小涩微，反成其害。

遗精白浊，微涩而弱；

火胜阴虚，芤濡洪数。

三消之脉，浮大者生；

细小微涩，形脱可惊。

小便淋闭，鼻头色黄；

涩小无血，数大何妨。

大便燥结，须分气血；

阳数而实，阴迟而涩。

癫乃重阴，狂乃重阳；

浮洪吉兆，沉急凶殃。

痫脉宜虚，实急者恶；
浮阳沉阴，滑痰数热。
喉痹之脉，数热迟寒；
缠喉走马；微伏则难。
诸风眩运，有火有痰；
左涩死血；右大虚看。
头痛多弦，浮风紧寒；
热洪湿细，缓滑厥痰。
气虚弦软，血虚微涩；
肾厥弦坚，真痛短涩。
心腹之痛，其类有九；
细迟从吉，浮大延久。
疝气弦急，积聚在里；
牢急者生，弱急者死。
腰痛之脉，多沉而弦；
兼浮者风，兼紧者寒。
弦滑痰饮，濡细肾著，
大乃肾虚，沉实闪肭。
脚气有四，迟寒数热；
浮滑者风，濡细者湿。
痿病肺虚，脉多微缓；
或涩或紧，或细或濡。
风寒湿气，合而为痹；
浮涩而紧，三脉乃备。

五疸实热，脉必洪数；
涩微属虚，切忌发渴。
脉得诸沉，责其有水；
浮气与风，沉石或里。
沉数为阳，沉迟为阴；
浮大出厄，虚小可惊。
胀满脉弦，土制于木；
湿热数洪，阴寒迟弱。
浮为虚满，紧则中实；
浮大可治，虚小危极。
五脏为积，六腑为聚；
实强者生，沉细者死。
中恶腹胀，紧细者生；
脉若浮大，邪气已深。
痈疽浮散，恶寒发热；
若有痛处，痈疽所发。
脉数发热，而痛者阳；
不数不热，不疼阴疮。
未溃痈疽，不怕洪大；
已溃痈疽，洪大可怕。
肺痈已成，寸数而实；
肺痿之形，数而无力。
肺痈色白，脉宜短涩；
不宜浮大，唾糊呕血。

肠痈实热，滑数可知；

数而不热，关脉芤虚。

微涩而紧，未脓当下；

紧数脓成，切不可下。

妇人之脉，以血为本；

血旺易胎，气旺难孕。

少阴动甚，谓之有子；

尺脉滑利，妊娠可喜。

滑疾不散，胎必三月；

但疾不散，五月可别。

左疾为男，右疾为女；

女腹如箕，男腹如釜。

欲产之脉，其至离经；

水下乃产，未下勿惊。

新产之脉，缓滑为吉；

实大弦牢，有证则逆。

小儿之脉，七至为平；

更察色证，与虎口文。

奇经八脉，其诊又别；

直上直下，浮则为督。

牢则为冲，紧则任脉；

寸左右弹，阳跷可决。

尺左右弹，阴跷可别；

关左右弹，带脉当决。

尺外斜上，至寸阴维；
尺内斜上，至寸阳维。
督脉为病，脊强癫痫；
任脉为病，七疝瘕坚。
冲脉为病，逆气里急；
带主带下，脐痛精失。
阳维寒热，目眩僵仆；
阴维心痛，胸胁刺筑。
阳跷为病，阳缓阴急；
阴跷为病，阴缓阳急。
癫痫瘛疭，寒热恍惚；
八脉脉证，各有所属。
平人无脉，移于外络；
兄位弟乘，阳溪列缺。
病脉即明，吉凶当别；
经脉之外，又有真脉。
肝绝之脉，循刀责责；
心绝之脉，转豆躁疾。
脾则雀啄，如屋之漏；
如水之流，如杯之覆。
肺绝如毛，无根萧索；
麻子动摇，浮波之合。
肾脉将绝，至如省客；
来如弹石，去如解索。

命脉将绝，虾游鱼翔；
至如涌泉，绝在膀胱。
真脉即形，胃已无气；
参察色证，断之以臆。

合肥范锡尧静存参校

附二 《脉诀》考证

《脉诀》非叔和书

晦庵朱子曰：古人察脉非一道，今世唯守寸关尺之法，所谓关者多不明。独俗传《脉诀》，词最鄙浅，非叔和本书，乃能直指高骨为关。然世之高医，以其书赝，遂委弃而羞言之。跋郭长阳书。

东阳柳贯曰：王叔和撰《脉经》十卷，为医家一经。今《脉诀》熟在人口，直谓叔和所作，不知叔和西晋时，尚未有歌括，此乃宋之中世人伪托，以便习肄尔。朱子取其高骨为关之说，不知其正出《脉经》也。

庐陵谢缙翁曰：今称叔和《脉诀》，不知起于何时。宋熙宁初，校正《脉经》，尚未有此，陈孔硕始言《脉诀》出而《脉经》隐，则《脉诀》乃熙宁以后人作耳。唯陈无择《三因方》，言高阳生剽窃作歌诀，刘元宾从而和之，其说似深知《脉经》者，而又自著七表八里九道之名，则陈氏亦未尝详读《脉经》矣。

河东王世相曰：诊候之法，不易精也。轩岐微蕴，越人、叔和撰《难经》《脉经》，犹未尽泄其奥。五代高阳生著《脉诀》，假叔和之名，语多抵牾，辞语鄙俚，又被俗学妄注，世医家传户诵，茫然无所下手，不过藉此求食而已，于诊视何益哉。

云间钱溥曰：晋太医令王叔和著《脉经》，其言可守而不可变，及托叔和，《脉诀》行而医经之理遂微。盖叔和为世所信重，故假其名而得行耳。然医道之日浅，未必不曲此而误之也。

七表八里九道之非

金陵戴起宗曰：脉不可以表里定名也。轩岐、越人、叔和皆不言表里，《脉诀》窃叔和之名，而立七表八里九道，为世大惑。脉之变化，从阴阳生，但可以阴阳对峙而言，各从其类，岂可以一浮二沉为定序，而分七八九之名乎？大抵因浮而见者皆为表，因沉而见者皆为里，何拘于七八九哉。庐山刘立之以浮沉迟数为纲，以教学者，虽似捷径，然必博学反约，然后能入脉妙，若以此自足，亦画矣。

撄宁滑寿曰：脉之阴阳表里，以对峙而为名象也。高阳生之七表八里九道，盖凿凿也。求脉之明，为脉之晦。

谢氏曰：《脉经》论脉二十四种，初无表里九道之目。

其言芤脉云：中央空，两边实。云芤则为阴，而《脉诀》以芤为七表属阳，云中间有，两头无。仲景脉法云：浮大数动滑为阳，沉涩弱弦微为阴。而《脉诀》以动为阴，以弦为阳，似此背误颇多，则《脉诀》非叔和书，可推矣。

草庐吴澄曰：俗误以《脉诀》为《脉经》，而王氏《脉经》，知者或鲜。脉书往往混牢革为一。夫牢为寒实，革为虚寒，安可混乎。脉之浮、沉、虚、实、紧、缓、数、迟、滑、涩、长、短之相反，匹配自不容易，况有难辨。如洪散俱大，而洪有力，微细俱小，而微无力，芤类浮而边有中无，伏类沉而边无中有。若豆粒而摇摇不定者，动也；若鼓皮而如如不动者，革也。俱对峙也。又有促结代，皆有止之脉，促疾结缓，故可为对，代则无对。总之凡二十七脉，不止于七表八里九道二十四脉也。详《文集》。

濒湖李时珍曰：《脉经》论脉，止有二十四种，无长短二脉。《脉诀》歌脉，亦有二十四种，增长短而去数散。皆非也。《素》《难》、仲景论脉，只别阴阳，初无定数。如《素问》之鼓、抟、喘、横，仲景之谍平、荣章、纲损、纵横、逆顺之类是也。后世脉之精微失传，无所依准，因立名而为之归著耳。今之学者，按图索骥，犹若望洋，而况举其全旨乎。此草庐公说，独得要领也。

男女脉位

齐·褚澄曰：男子阳顺，自下生上，故右尺为受命之根。万物从土而出，故右关为脾，生右寸肺，肺生左尺肾，肾生左关肝，肝生左寸心。女子阴逆，自上生下，故左寸为受命之根。万物从土而出，故左关为脾，生左尺肺，肺生右寸肾，肾生右关肝，肝生右尺心。详《褚氏遗书》。

华谷储泳曰：《脉诀》以女人尺脉盛弱，与男子相反为背看。夫男女形体绝异，阴阳殊途。男生而覆，女生而仰，男则左旋，女则右转。男主施，女主受。男之至命在肾，处脏腑之极下；女之至命在乳，处脏腑之极上。形气既异，脉行于形气之间，岂略不少异耶。此褚氏之说，为有理也。详《祛疑说》。

戴起宗曰：《脉诀》因男子左肾右命，女子左命右肾之别，遂言反此背看。而诸家以尺脉盛弱解之。褚氏又以女人心肺诊于尺，倒装五脏，其谬又甚。不知男女形气精血虽异，而十二经脉所行始终，五脏之定位则一也，安可以女人脉位为反耶。

丹溪朱震亨曰：昔轩辕使伶伦截嶰谷之竹，作黄钟律管，以候天地之节气，使岐伯取气口，作脉法，以候人之动气。故黄钟之数九分，气口之数亦九分，律管具而寸之数始形。故脉之动也，阳得九分，阴得一寸，吻合于黄钟。天不足西北，阳南而阴北，故男子寸盛而尺弱，肖乎天也。地不满东南，阳北而阴南，故女子尺盛而寸弱，肖乎地也。黄钟者，气之先兆，故能测天地之节候。气口者，脉之要会，故能知人命之死生。世之俗医，诵高阳生之妄作，欲以治病，其不杀人也几希。

龙丘叶氏曰：脉者，天地之元性，故男女尺寸盛弱，肖乎天地。越人以为男生于寅，女生于申，三阳从天生，三阴从地长，谬之甚也。独丹溪推本律法，混合天人而辟之，使千载之误，一旦昭然，岂不韪哉。

脏腑部位

绍兴王宗正曰：诊脉之法，当从心肺俱浮，肝肾俱沉，脾在中州之说。王叔和独守寸关尺分部位，以测五脏六腑之脉者，非也。

慈溪赵继宗曰：《脉诀》言左心小肠肝胆肾，右肺大肠脾胃命者，非也。心肺居上，为阳为浮；肝肾居下，为阴为沉；脾居中州，半阴半阳，半浮半沉。当以左寸为心，右寸为肺，左尺为肝，右尺为肾，两关为脾。关者，阴阳之界限，前取阳三分，后取阴三分，谓土居金木水火之中，寄旺于四时，不独右关为脾也。肝既为阴，岂宜在半阴半阳、半浮半沉之左关耶。命门即是肾，不宜以右尺为诊。详《儒医精要》。

吴草庐曰：医者于寸关尺，辄名之曰：此心脉，此肺脉，此肝脉，此脾脉，此肾脉者，非也。五脏六腑，凡十二经两手寸关尺者，手太阴肺经之一脉也。分其部位，以候他脏之气耳。脉行始于肺，终于肝，而复会于肺。肺为气所出之门户，故名曰气口，而为脉之大会，以占一身焉。详《文集》。

李时珍曰：两手六部，皆肺之经脉也，特取此以候五脏六腑之气耳，非五脏六腑所居之处也。凡诊察皆以肺心脾肝肾各候一动，五十动不止者，五脏皆足。内有一止，则知一脏之脉不至。据此推之，则以肺经一脉，候五脏六腑之气者，可心解矣。褚、储、赵氏不知脉随五脏之气，行于经隧之间，欲以男女脏腑，颠倒部位，执泥不通。戴同父言褚氏倒装五脏，丹溪别男女尺寸，草庐明三部皆肺。三说皆有真见，学者所当宗师。若夫赵氏所云，盖本于宋人王宗正《难经图解》。岂知脉分两手，出于《素问·脉要精微论》，而越人推明关脉及一脉十变于《难经》，非始于叔和也。若如其说，则一脉十变，何从推之。可谓凿而任矣。命门即肾之说，乃越人之误也。予尝著《命门考》《命门三焦客难》二说，凡二千余言云。

上元朱铭华藻臣参校

附三　奇经八脉考

内容提要

　　奇经八脉，语出《难经》，其论出于《素问》。因为其非十二正经，故谓之奇经。李时珍以八脉散在群书，略而不悉，医不知此。难探病机，乃参考诸家之说，汇集成编。内容包括奇经八脉总说、奇经八脉、气口九道十则，以阐发《内经》之旨，较滑伯仁《十四经发挥》更加详尽。

重刻脉学奇经八脉序

　　余奉中丞夏公教，即刻《本草纲目》矣。临川令袁君与李君时珍，乡人也，复取其《脉学》与《奇经八脉考》示余曰：李君平生学力尽在此。幸并刻之为全书。余念古良医治疾，未有不先诊脉者，自轩岐已然。辨人鬼，别男女，特其粗尔。微茫呼吸之间，而生死轻重系焉。如济北才人颜色不变，而在死法中，其脉病也。故曰无数者同之，有数者异之。苟不明乎脉之法，则所同者多矣。脉学者，专辨《脉诀》之误也。今之医者，无不诵《脉诀》，而李君谓非叔和著，特条列而正之。然非李君之言也。宋·陈无择尝斥为高阳生作矣。亦非无择之言也，朱晦翁尝讥其鄙浅伪书矣。《脉诀》行而《脉经》隐。《脉诀》之误既明，《脉经》其可复兴乎。奇经八脉者，其名出于《难经》，而其论源于《素问》，以非十二经之正，故谓之奇也。昔淳于意拜受公乘阳庆脉书、奇咳术即此。世之医者，且不能与其数，况通其义乎。叔和曰：瓦雨降下，沟渠溢满，圣人不能图也。脉络流溢，诸经不能复拘也。然则八脉可以不讲乎。八脉明，而脉理尽矣；脉理尽，而病无不察，可以穷吾治之之方矣。语云：人之所病，病疾多，而医之所病，病道少。通乎脉学，又通乎八脉之学，道其患少也乎哉？因并刻附于本草之后。

癸卯秋七月上浣长洲张鼎思书

题《奇经八脉考》

　　奇经八脉，闻之旧矣，而不解其奥。今读濒湖李君《八脉考》，原委精详，经络贯彻，顿觉蒙开塞决，胸次豁然，诚仙、医二家入室指南也。然非易牙，亦未易味之。李君博极群书，参讨今古，九流百氏，咸有撰述。此特其一脔尔，因僭述其概而题之。

隆庆壬申中秋日道南吴哲拜题

《奇经八脉考》引

　　《奇经八脉考》者，李君濒湖所撰，辑以活人者也。经有正有奇，独考奇者。奇经，人所略，故致详焉。并病原治法靡不条具，若指诸掌，岂唯医学有赖，玄修之士，亦因以见身中造化真机矣。用心之勤如此，何其仁哉！濒湖世儒，兼以医鸣，一门父子兄弟，富有著述，此特见一斑耳。问不佞，尝推其直谅多闻之益。因僭识简端，以告后之君子。

　　　　　　　　　明万历丁丑小暑日同里日岩顾问顿首书

考证诸书目

黄帝素问王启玄注　灵枢经　太仓公生死秘要　皇甫谧甲乙经　玄珠密语　扁鹊脉经　诸家注解难经吕广杨玄操庞安时　陈瑞孙　虞庶　丁德用　宋廷臣　谢晋翁　王宗正　张元素　滑伯仁　熊宗立　纪天锡　周与权　张世贤　华陀脉经仲景金匮方　仲景伤寒论成无己注　王叔和脉经　褚氏遗书褚澄　千金方论孙真人　徐氏脉经诀文伯　巢氏病源巢元方　外台秘要王焘　吴广脉赋　玉函经杜光庭　太平圣惠方诸家注解高阳生脉诀通真子　张洁古　沈氏　李希范　张世贤　池氏　勿听子　脉经手诀张及　南阳活人书　脉说　脉要新括通真子　诊脉须知刘元宾　陈言三因方　崔氏紫虚脉诀　方脉举要刘三点　王贶指迷方　李希范脉髓　脉理玄秘圣济总录　蔡西山脉经医学发明李东垣　杨仁斋医脉真经萧世基脉粹　碎金脉诀　张扩太素脉诀　魏伯祖脉说张杲医说　杨文德太素脉诀　王适斋脉诀　王世相医开詹炎举太素脉诀　脉诀刊误戴同父　决脉精要黎民寿　彭用光太素脉　脉诀图说朱丹溪　诊家枢要滑寿　医经小学刘纯　医学权舆傅滋　儒医精要赵继宗　储华谷祛疑说　朱子文集　吴草庐集　祁贯传道集

奇经八脉考

奇经八脉总说

凡人一身，有经脉络脉，直行曰经，旁支曰络。经凡十二，手之三阴三阳、足之三阴三阳是也；络凡十五，乃十二经各有一别络，而脾又有一大络，并任督二络为十五也。《难经》作阴络、阳络。共二十七气，相随上下，如泉之流，如日月之行，不得休息。故阴脉营于五脏，阳脉营于六腑，阴阳相贯，如环无端，莫知其纪，终而复始。其流溢之气，入于奇经，转相灌溉，内温脏腑，外濡腠理。奇经凡八脉，不拘制于十二正经，无表里配合，故谓之奇。盖正经犹夫沟渠，奇经犹夫湖泽。正经之脉隆盛，则溢于奇经，故秦越人比之天雨降下，沟渠溢满，霶霈妄行，流于湖泽。此发《灵》《素》未发之秘旨也。八脉散在群书者，略而不悉。医不知此，罔探病机。仙不知此，难安炉鼎。时珍不敏，参考诸说，萃集于下，以备学仙、医者筌蹻之用云。

八脉

　　奇经八脉者，阴维也，阳维也，阴蹻也，阳蹻也，冲也，任也，督也，带也。阳维起于诸阳之会，由外踝而上行于卫分；阴维起于诸阴之交，由内踝而上行于营分，所以为一身之纲维也。阳蹻起于跟中，循外踝上行于身之左右；阴蹻起于跟中，循内踝上行于身之左右，所以使机关之跷捷也。督脉起于会阴，循背而行于身之后，为阳脉之总督，故曰阳脉之海；任脉起于会阴，循腹而行于身之前，为阴脉之承任，故曰阴脉之海。冲脉起于会阴，夹脐而行，直冲于上，为诸脉之冲要，故曰十二经脉之海。带脉则横围于腰，状如束带，所以总约诸脉者也。是故阳维主一身之表，阴维主一身之里，以乾坤言也。阳蹻主一身左右之阳，阴蹻主一身左右之阴，以东西言也。督主身后之阳，任冲主身前之阴，以南北言也。带脉横束诸脉，以六合言也。是故医而知乎八脉，则十二经、十五络之大旨得矣；仙而知乎八脉，则虎龙升降、玄牝幽微之窍妙得矣。

阴维脉

　　阴维起于诸阴之交，其脉发于足少阴筑宾穴，为阴维之郄。在内踝上五寸腨肉分中，上循股内廉，上行入小腹，会足太阴、厥阴、少阴、阳明于府舍，在腹哀下三寸，去腹中行四寸半。上会足太阴于大横、腹哀，大横在腹哀下一寸五分，腹哀在日月下一寸五分，并去腹中行四寸半。循胁肋，会足厥阴于期门，直乳下一寸半。上胸膈挟咽，与任脉会于天突、廉泉，上至顶前而终。天突在结喉下四寸半宛宛中，廉泉在结喉下二寸中央是穴。凡一十四穴。

阳维脉

阳维起于诸阳之会，其脉发于足太阳金门穴。在足外踝下一寸五分，上外踝七寸，会足少阳于阳交，为阳维之郄，在外踝上七寸，斜属二阳之间。循膝外廉，上髀厌，抵少腹侧，会足少阳于居髎，在章门下八寸监骨上陷中。循胁肋，斜上肘上，会手阳明、手足太阳于臂臑，在肘上七寸两筋罅陷中，肩髃一寸。过肩前，与手少阳会于臑会、天髎。臑会在肩前廉去肩端三寸宛宛中，天髎在缺盆中，上毖骨际，陷中央。却会手足少阴、足阳明于肩井，在肩上陷中，缺盆上大骨前一寸五分。入肩后，会手太阳、阳跷于臑腧，在肩后大骨下胛上廉陷中。上循耳后，会手足少阳于风池，在耳后发际陷中。上脑空、承灵后一寸半，夹玉枕骨下陷中。承灵、正营后一寸半。正营、目窗后一寸。目窗、临泣后一寸。临泣，在瞳仁直上，入发际五分陷中。下额与手足少阳、阳明五脉会于阳白，眉上一寸，直瞳仁相对。循头入耳，上至本神而止。本神直耳上入发际中。凡三十二穴。

二维为病

越人曰：阳维、阴维者，维络于身，溢蓄不能环流灌溉诸经者也。故阳维起于诸阳之会，阴维起于诸阴之交。阳维维于阳，阴维维于阴。阴阳不能自相维，则怅然失志，溶溶不能自收持。又曰：阳维为病苦寒热，阴维为病苦心痛。溶溶，缓慢貌。

张洁古曰：卫为阳，主表。阳维受邪，为病在表，故苦寒热。营为阴，主里。阴维受邪，为病在里，故苦心痛。阴阳相维，则营卫和谐矣。营卫不谐，则怅然失志，不能自收持矣。何以知之？仲景云：病常自汗，是卫气不与营气和也，宜桂枝汤和之。又云：服桂枝反烦不解，先刺风池、风府，却与桂枝汤。此二穴，乃阳维之会也。谓桂枝后，尚自汗发热恶寒，其脉寸浮尺弱而反烦，为病在阳维，故先针此二穴。仲景又云：脏无他病时，发热自汗出而不愈，此卫气不和也，桂枝汤主之。

又曰：阴维为病苦心痛，治在三阴之交。太阴证，则理中汤。少阴证，则四逆汤。厥阴证，则当归四逆汤、吴茱萸汤主之。

李濒湖曰：阳维之脉，与手足三阳相维，而足太阳、少阳则始终相联附者。寒热之证，唯二经有之。故阳维为病，亦苦寒热。盖卫气昼行于阳，夜行于阴。阴虚则内热，阳虚则外寒。邪气在经，内与阴争而恶寒，外与阳争而发热。则寒热之在表而兼太阳证者，有汗当用桂枝，无汗当用麻黄，寒热之在半表半里而兼少阳证者，当用小柴胡加减治之。若夫营卫慄卑而病寒热者，黄芪建中及八物汤之类主之。洁古独以桂枝一证属之阳维，似未扩充。至于阴维为病主心痛，洁古独以三阴温里之药治之，则寒中三阴者宜矣，而三阴热厥作痛，似未备矣。盖阴维之脉，虽交三阴而行，实与任脉同归。故心痛多属少阴、厥阴，任脉之气上冲而然。暴痛无热，久痛无寒。按之少止者为虚，不可按近者为实。凡寒痛，兼少阴及任脉者，金铃散、延胡索散、失笑散。兼太阴者，承气汤主之。若营血内伤，兼夫任、冲、手厥阴者，则宜四物汤、养营汤、妙香散之类。因病药之，如此则阴阳虚实，庶乎其不瘥矣。

王叔和《脉经》曰：寸口脉，从少阴斜至太阳，是阳维脉也。动苦肌肉痹痒，皮肤痛，下部不仁，汗出而寒。又苦癫仆羊鸣，手足相引，甚者失音不能言，宜取客主人。在耳前起骨上廉，开口有空，乃手足少阳、阳明之会。

又曰：寸口脉，从少阳斜至厥阴，是阴维脉也。动苦癫痫僵仆羊鸣，又苦僵仆失音，肌肉痹痒，应时自发汗出，恶风，身洗洗然也。取阳白、金门、见前。仆参。见阳跷。

濒湖曰：王叔和以癫痫属阴维、阳维，《灵枢经》以癫痫属阴跷、阳跷，二说义异旨同。盖阳维由外踝而上，循阳分而至肩肘，历耳额而终行于卫分诸阳之会。阴维由内踝而上，循阴分而上胁至咽，行于营分诸阴之交。阳跷起于跟中，循外踝上行于股外，至胁肋肩髆，行于一身之左右，而终于目内眦。阴跷起于跟中，循内踝上行于股内，阴气行于一身之左右，至咽喉，会任脉，而终于目内眦。邪在阴维、阴跷则发癫，邪在阳维、阳跷则发痫。痫动而属阳，阳脉主之；癫静而属阴，阴脉主之。大抵二疾当取之四脉之穴，分其阴阳而已。

王叔和曰：诊得阳维脉浮者，暂起目眩。阳盛实者，苦肩息，洒洒如寒。诊得阴维脉沉大而实者，苦胸中痛，胁下支满，心痛。其脉如贯珠者，男子两胁下实，腰中痛，女子阴中痛，如有疮状。

《素问·腰痛论》曰：阳维之脉，令人腰痛，痛上怫然肿。刺阳维之脉与太阳合腨间，去地一尺。

王启玄曰：阳维起于阳，则太阳之所生。并行而上至腨，下复与太阳合而上也。去地一尺，乃承山穴也，在锐腨之下，分肉间陷中，可刺七分。

肉里之脉，令人腰痛，不可以咳，咳则筋缩急。刺肉里之脉为二痏，在太阳之外，少阳绝骨之后。

王启玄曰：肉里之脉，少阳所生，阳维脉气所发，绝骨之后，阳维所过分肉穴也。在足外踝直上绝骨之端，如后二分筋肉分间，刺可五分。

飞阳之脉，令人腰痛，痛拂拂然，甚则悲以恐。

启玄曰：此阴维之脉也，去内踝上五寸腨分中，并少阴经而上也。刺飞阳之脉。在内踝上一寸，少阴之前与阴维之会，筑宾穴也。《甲乙经》云：太阳之络，别走少阴者，名曰飞阳。

阴跷脉

阴跷者,足少阴之别脉。其脉起于跟中,足少阴然谷穴之后,然谷在内踝下一寸陷中。同足少阴循内踝下照海穴,在内踝下五分。上内踝之上二寸,以交信为郄,交信在内踝骨上,少阴前、太阴后廉筋骨间。直上循阴股入阴,上循胸里入缺盆,上出人迎之前,至咽咙,交贯冲脉,入頄内廉,上行属目内眦,与手足太阳、足阳明、阳跷五脉会于晴明而上行,晴明在目内眦外一分宛宛中。凡八穴。

张紫阳《八脉经》云:八脉者,冲脉在风府穴下,督脉在脐后,任脉在脐前,带脉在腰,阴跷脉在尾闾前阴囊下,阳跷脉在尾闾后二节,阴维脉在顶前一寸三分,阳维脉在顶后一寸三分。凡人有此八脉,俱属阴神,闭而不开,唯神仙以阳气冲开,故能得道。八脉者,先天大道之根,一气之祖。采之唯在阴跷为先,此脉才动,诸脉皆通。次督、任、冲三脉,总为经脉造化之源。而阴跷一脉,散在丹经,其名颇多,曰天根,曰死户,曰复命关,曰邓都鬼户,曰死生根。有神主之,名曰桃康,上通泥丸,下透涌泉。倘能知此,使真气聚散,皆从此关窍,则天门常开,地户永闭。尻脉周流于一身,贯通上下,和气自然上朝,阳长阴消,水中火发,雪里花开。所谓天根月窟闲来往,三十六宫都是春。得之者,身体轻健,容衰返壮,昏昏默默,如醉如痴,此其验也。要知西南之乡,乃坤地尾闾之前,膀胱之后，小肠之下，灵龟之上。此乃天地逐日所生，气根产铅之地也。医家不知有此。

濒湖曰：丹书论及阳精河车，皆往往以任、冲、督脉命门、三焦为说，未有专指阴跷者。而紫阳《八脉经》所载经脉，稍与医家之说不同。然内景隧道，唯返观者能照察之。其言必不谬也。

阳跷脉

阳跷者，足太阳之别脉。其脉起于跟中，出于外踝下足太阳申脉穴，在外踝下五分陷中，容爪甲白肉际。当踝后绕跟，以仆参为本，在跟骨下陷中，拱足得之。上外踝上三寸，以跗阳为郄，在外踝上三寸，足太阳之穴也。直上循股外廉，循胁后髀，上会手太阳阳维于臑腧，在肩后大骨下胛上廉陷中。上行肩膊外廉。会手阳明于巨骨，在肩尖端上行两叉骨罅中。会手阳明、少阳于肩髃，在髆骨头肩端上，两骨罅陷宛宛中，举臂取之有空。上人迎，夹口吻，会手足阳明、任脉于地仓，夹口吻旁四分外，如近下有微脉动处。同足阳明上而行巨窌，夹鼻旁八分，直瞳子，平水沟。复会任脉于承泣。在目下七分，直瞳子陷中。至目内眦，与手足太阳、足阳明、阴跷五脉会于睛明穴，见阴跷下。从睛明上行入发际，下耳后，入风池而终。风池在耳后，夹玉枕骨下发际陷中。凡二十二穴。

《难经》曰：跷脉从足至目，长七尺五寸，合一丈五尺。

《甲乙经》曰：跷脉有阴阳，何者当其数？曰男子数其阳，女子数其阴。当数者为经，不当数者为络。气之在身也，如水之流，如日月之行不休，故阴脉营其脏，而阳脉营其腑，如环之无端，莫知其纪，终而复始。其流溢之气，内溉脏腑，外濡腠理。

二跷为病

秦越人《难经》曰：阴络者，阴跷之络；阳络者，阳跷之络。阴跷为病，阳缓而阴急；阳跷为病，阴缓而阳急。

王叔和《脉经》曰：阴跷脉急，当从内踝以上急，外踝以上缓；阳跷脉急，当从外踝以上急，内踝以上缓。

又曰：寸口脉前部左右弹者，阳跷也，动苦腰背痛。又为癫痫僵仆羊鸣，恶风偏枯痛痹身体强。

又曰：微涩为风痫，并取阳跷在外踝上三寸，直绝骨是穴。跗阳穴也。

又曰：寸口脉后部左右弹者，阴跷也。动苦癫痫寒热，皮肤淫痹。又为少腹痛里急，腰及髋窌下相连，阴中痛。男子阴疝，女子漏下不止。髋，髀骨也。窌，腰下穴也。

又曰：癫痫瘛疭，不知所苦。两跷之下，男阳女阴。

张洁古曰：跷者，捷疾也。二脉起于足，使人跷捷也。阳跷在肌肉之上，阳脉所行，通贯六腑，主持诸表，故名为阳跷之络。阴跷在肌肉之下，阴脉所行，通贯五脏，主持诸里，故名为阴跷之络。阴跷为病，阴急则阴厥胫直，五络不通，表和里病。阳跷为病，阳急则狂走目不昧，表病里和，阴病则热。可灸照海、阳陵泉。<small>在膝下一寸骱外廉陷中，足少阳之合也，筋病治此。</small>阳病则寒，可针风池、风府。<small>在项后入发际一寸，大筋内宛宛中，督脉、太阳、阳维之会也。</small>

又曰：在阳表者，当汗之。在阴里者，当下之。

又曰：癫痫昼发，灸阳跷；夜发，灸阴跷。《素问·腰痛论》曰：腰痛不可举者，申脉、仆参举之。<small>太阳之穴，阳跷本也。</small>

又曰：会阴之脉，令人腰痛，痛上漯漯然汗出。汗干令人欲饮，饮已欲走。刺直阳之脉上三痏。<small>在跷上郄下五寸横居，视其盛者出血。</small>

王启玄云：足太阳之脉，循腰下会于后阴，故曰会阴。直阳之脉，挟脊下行，贯臀至腘。循腨过外踝之后条直而行者，故曰直阳之脉也。跷为阳跷所生，申脉穴也。跷上郄下，乃承筋穴也。即腨中央如外陷者中也，太阳脉气所发，禁针刺。但视其两腨中央有血络盛满者，乃刺之出血。

又曰：昌阳之脉，令人腰痛。痛引膺，目𥉂𥉂然，甚则反折，舌卷不能言。刺内筋为三痏。<small>在内踝上、大筋前、太阴后，上踝二寸所。</small>

王启玄云：阴跷起于然谷之后，上内踝之上，循阴股入阴，而循腹入胸里、缺盆，上出人迎之前，入頄内廉。属目内眦，会于太阳、阳跷而上行，故病状如此。内筋即阴跷之郄，交信穴也。

《素问·缪刺论》曰：邪客于足阳跷之脉，令人目痛，从内眦始，刺外踝之下半寸所各二痏。即中脉也。左刺右，右刺左，如人行十里顷而已。

《灵枢经》曰：目中赤痛，从内眦始。取之阴跷。交信穴也。

又曰：风痉反折，先取足太阳及腘中及血络出血。若中有寒邪，取阴跷及三毛上及血络出血。

李濒湖曰：足太阳，京骨穴也，在足外侧小指本节后大骨下，赤白际陷中。针三分，灸七壮。腘中委中穴也，在屈膝后横纹中，针三分。阴跷取交信穴。见前。三毛，大敦穴也，在足大指外侧三毛中，肝脉之井也。针三分，灸三壮。血络者，视其处有络脉盛满者，出其血也。

又曰：阴跷阳跷，阴阳相交，阳入阴，阴出阳，交于目锐眦。阳气盛则瞋目，阴气盛则瞑目。热厥取足太阳、少阳。

《甲乙经》曰：人病目闭不得视者，卫气留于阴，不得行于阳。留于阴则阴气盛，阴气盛则阴跷满，不得入于阴则阳气虚，故目闭也。

病目不得瞑者，卫气不得入于阴，常留于阳。留于阳则阳气满，阳气满则阳跷盛，不得入于阴则阴气虚，故目不瞑也。

《灵枢》曰：五谷入于胃也，其糟粕、津液、宗气，分为三隧，故宗气积于胸中，出于喉咙，以贯心肺而行呼吸焉。营气者，泌其津液，注之于脉，化而为血，以荣四末，内注五脏六腑，以应刻数焉。卫气者，出其悍气之剽疾，而先行于四末分肉皮肤之间而不休焉。昼日行于阳，夜行于阴，常从足少阴分间，行于五脏六腑。今厥气客于五脏六腑，则卫气独卫其外，行于阳，不得入于阴。行于阳则阳气盛，阳气盛则阳跷陷。不得入于阴则阴气虚，故目不瞑也。治当补其不足，泻其有余，以通其道而去其邪，饮以半夏汤一剂。阴阳已通，其卧立至。其方用流水千里以外者八升，扬之万遍，取其清五升煮之，炊以苇薪火沸，置秫米一升，治半夏五合，徐炊令至一升半。去其滓，饮汁一小杯，日三稍益，以知为度。故其病新发者，覆杯则卧，汗出则已，久者三饮而已。

李濒湖云：《灵枢》有云足太阳之筋为目上纲，足阳明之筋为目下纲，寒则筋急目不合，热则筋纵目不开。又云壮者血气盛，肌肉滑，营卫不失其常，故昼精而夜瞑；老人气血衰，气道涩，卫气内伐，故昼不精而夜不瞑。又云多卧者，肠胃大而皮肤涩，分肉不解，卫气行迟故也。张子和云：思气所至为不眠，为嗜卧。巢元方云：脾病困倦而嗜卧，胆病多烦而不眠。王叔和《脉经》云：水流夜疾有声者，土休故也，人亦应之。入夜卧则脾不动摇，脉为之数疾也。一云脾之候在睑，睑动则知脾能消化也。脾病则睑涩嗜卧矣。数说皆论目闭目不瞑，虽不言及二跷，盖亦不离乎阴阳营卫虚实之理，可互考者也。

冲 脉

冲为经脉之海，又曰血海。其脉与任脉皆起于少腹之内胞中。其浮而外者，起于气冲，一名气街，在少腹毛中两旁各二寸，横骨两端动脉宛宛中，足阳明穴也。并足阳明、少阴二经之间，循腹上行至横骨，足阳明去腹中行二寸，少阴去腹中行五分，冲脉行于二经之间也。横骨在阴上横骨中，宛如偃月，去腹中行一寸半。挟脐左右各五分，上行历大赫、横骨上一寸，去中腹行一寸半。气穴、即胞门，一名子户，大赫上一寸，去腹中行一寸半，少阴、冲脉之会。四满、气穴上一寸。中注、四满上一寸。肓俞、中注上一寸。商曲、肓俞上一寸。石关、商曲上一寸。阴都、石关上一寸。通谷、阴都上一寸。幽门，通谷上一寸，挟巨阙两旁各五分陷中。至胸中而散。凡二十四穴。

《灵枢经》曰：冲任皆起于胞中，上循背里，为经络之海。其浮而外者，循腹右上行，会于咽喉，别而络唇口。血气盛则充肤热肉，血独盛则澹渗皮肤，生毫毛。妇人有余于气，不足于血，月下数脱血，任冲并伤，脉不荣其口唇，故髭须不生。宦者去其宗筋，伤其冲任，血泻不复，皮肤内结，唇口不荣，故须亦不生。天宦不脱于血而任冲不盛，宗筋不强，有气无血，唇口不荣，故须亦不生。

《素问·水热穴论》曰：三阴之所交，结于脚也。踝上各一行者，此肾脉之下行也，名曰太冲。

王启玄曰：肾脉与冲脉并下行，循足合而盛大，故曰太冲。一云冲脉起于气冲，冲直而通，故谓之冲。

《素问·阴阳离合论》曰：圣人南面而立，前曰广明，后曰太冲。太冲之地，名曰少阴。其冲在下，名曰太阴。

启玄曰：心脏在南，故前曰广明；冲脉在北，故后曰太冲。足少阴肾脉与冲脉合而盛大，故曰太冲。两脉相合为表里也。冲脉在脾之下，故曰其冲在下，名曰太阴。

《灵枢经》曰：帝曰，少阴之脉独下行，何也？岐伯曰：不然。夫冲脉者，五脏六腑之海也。其上者，出于颃颡，渗诸阳，灌诸精。其下者，注于少阴之大络，起于肾下，出于气街，循阴股内廉，斜入腘中，伏行骭骨内廉，并少阴之经，下入内踝之后，入足下。其别者，并于少阴，渗三阴，斜入踝，伏行出属跗属，下循跗上，入大指之间，渗诸络而温足胫肌肉，故其脉常动。别络结则跗上不动，不动则厥，厥则寒矣。

王海藏曰：手少阳三焦相火为一府，右肾命门为相火，心包主亦名相火，其脉同诊。肾为生气之门，出而治脐下，分三歧，上冲夹脐过天枢，上至膻中两乳间，元气所系焉。又足三焦太阳之别，并足太阳正路入络膀胱约下焉。三焦者，从头至心，心至脐，脐至足，为上、中、下三焦，其实真元一气也，故曰有脏无腑。《脉诀》云：三焦无状空有名，寄在胸中膈相应。一云：其府在气街中，上焦在胃上口，治在膻中；中焦在胃管，治在脐旁；下焦在脐下膀胱上口，治在脐。经曰：原气者，三焦之别使也。肾间动气者，真元一气，分为三路，人之生命也，十二经之根本也。

李濒湖曰：三焦，即命门之用，与冲、任、督相通者，故附著于此。

冲脉为病

越人《难经》曰：冲脉为病，逆气而里急。《灵枢经》曰：气逆上，刺膺中陷下者与下胸动脉。腹痛，刺脐左右动脉，按之立已。不已，刺气街，按之立已。

李东垣曰：秋冬之月，胃脉四道，为冲脉所逆，胁下少阳脉二道而反上行，名曰厥逆。其证气上冲，咽不得息，而喘息有音，不得卧，宜调中益气汤加吴茱萸五分，随气多少用之。《脾胃论》。夏月有此，乃大热之证，用黄连、黄柏、知母各等分，酒洗炒为末，白汤和丸，每服一二百丸，空心白汤下，即以美膳压之，不令停留胃中，直至下元，以泻冲脉之邪也。盖此病随四时寒热温凉治之。

又曰：凡逆气上冲，或兼里急，或作燥热，皆冲脉逆也。若内伤病，此宜补中益气汤，加炒柏、炒连、知母，以泄冲脉。凡肾火旺及任、督、冲三脉盛者，则宜用酒炒黄柏、知母，亦不可久服，恐妨胃也。或腹中刺痛，或里急，宜多用甘草。或虚坐而大便不得者，皆属血虚。血虚则里急，宜用当归。逆气里急，膈咽不通，大便不行者，宜升阳泻热汤主之。方见《兰室秘藏》。麻木，厥气上冲，逆气上行，妄闻妄见者，宜神功丸主之。方见《兰室秘藏》。

孙真人《千金方》云：咳唾手足厥逆，气从小腹上冲胸咽，其面翕热如醉，因复下流阴股，小便难，时复冒者，寸脉沉，尺脉微，宜茯苓五味子汤，以治其气冲。其方用茯苓、五味子二钱，桂心、甘草一钱，水煎服。胸满者去桂。

　　程篁墩曰：太平侯病膻中痛，喘呕吞酸，脐上一点气上至咽喉如冰，每子后申时辄发。医以为大寒，不效。祝橘泉曰：此得之大醉及厚味过多。子后申时，相火自下腾上，故作痛也。以二陈加芩连栀子苍术，数饮而愈。

　　《素问·痿论》曰：治痿独取阳明者何也？曰：阳明者，五脏六腑之海也，主润宗筋，宗筋主束骨而利机关。冲脉者，经脉之海，主渗灌溪谷，与阳明合于宗筋，会于气街，而阳明为之长，皆属于带脉，而络于督脉。故阳明虚则宗筋纵，带脉不引，故足痿不用。治之当各补其营而通其腧，调其虚实，和其逆顺，筋脉骨肉，各以其时受月则病已。谓肝甲乙、心丙丁、脾戊己主气，法时月也。

　　李东垣曰：暑月病甚，则传肾肝，为痿厥。痿乃四肢痿软，厥乃四肢如火，或如冰。心烦，冲脉气逆上，甚则火逆，名曰厥逆。故痿厥二病，多相须也。

　　经曰：下气不足，则痿厥心悗。宜以清燥去湿热之药，或生脉散合四苓散加酒洗黄柏、知母，以泄其湿热。

　　李濒湖曰：湿热成痿，乃不足中有余也，宜渗泄之药。若精血枯涸成痿，乃不足中之不足也。全要峻补之药。

　　《灵枢经》曰：胸气有街，腹气有街，头气有街，胫气有街。故气在头者，上之于脑；气在胸者，止之膺与背腧；气在腹者，上之背腧与冲脉于脐之左右之动脉；气在胫者，上之于气街与承山踝上以下。取此者，用毫针先按在上，久应手，乃刺而与之。所治者，头痛眩仆，腹痛中满暴胀，及有新积作痛。

《素问·举痛论》曰：寒气客于冲脉，冲脉起于关元，随腹直上。寒气客则脉不通，脉不通则气因之，故喘动应手。

王叔和《脉经》曰：两手脉浮之俱有阳，沉之俱有阴，阴阳皆盛，此冲督之脉也。冲督之脉为十二经之道路也。冲督用事，则十二经不复朝于寸口，其人若恍惚狂痴。

又曰：脉来中央坚实径至关者，冲脉也。动苦少腹痛，上抢心，有瘕疝遗溺，胁支满烦，女子绝孕。

又曰：尺寸俱牢，直上直下，乃冲脉胸中有寒疝也。张仲景曰：伤寒动气在右，不可发汗，汗之则衄而渴。心苦烦，饮水即吐。先以五苓散，次以竹叶汤。不可下，下之则津液内竭，头眩咽燥，鼻干心悸。竹叶汤。动气在左，不可发汗，汗之则头眩汗不止，筋惕肉瞤，此为难治。或先用防风白术牡蛎汤，次用小建中汤。不可下，下之则腹里拘急不止，动气反剧，身虽有热，反欲拳。先服甘草干姜汤，次服小建中汤。动气在上，不可发汗，汗之则气上冲，正在心端。李根汤。不可下，下之则心中热烦，身热汗泄，欲水自灌。竹叶汤。动气在下，不可发汗，汗之则无汗，心中大烦，骨节疼，头痛目运，恶寒吐谷。先服大陈皮汤，次服小建中汤。不可下，下之则腹满，卒起头眩，食则下清谷，心下痞坚。甘草泻心汤。

李濒湖曰：此乃脐之左右上下，有气筑筑然牢而痛，正冲、任足少阴、太阴四经病也。成无己注文，以为左肝右肺，上心下脾，盖未审四脏乃兼邪耳。

岐伯曰：海有东西南北，人亦有四海以应之。胃者，水谷之海，其输上在气街，下至三里。冲脉为十二经之海，其输上在于大杼，下出于巨虚之上下廉。膻中者，为气之海，其输上在于柱骨之上下，前在人迎。脑为髓之海，其输上在于盖，下在风府。气海有余，气满胸中，急息面赤。气海不足，则气少不足以言。血海有余，则常想其身大，怫然不知其所病。血海不足，亦常想其身小，狭然不知其所病。水谷之海有余，则腹满，水谷之海不足，则饥不受食。髓海有余，则轻劲多力，自过其度。髓海不足，则脑转耳鸣，胫酸眩冒，目无所见，懈怠安卧。

任　脉

任为阴脉之海，其脉起于中极之下，少腹之内，会阴之分，在两阴之间。上行而外出，循曲骨，横骨上毛际陷中。上毛际，至中极，脐下四寸，膀胱之募。同足厥阴、太阴、少阴，并行腹里，循关元、脐下三寸，小肠之募，三阴任脉之会。历石门、即丹田，一名命门，在脐下二寸，三焦募也。气海，脐下一寸半宛宛中，男子生气之海。会足少阳冲脉于阴交，脐下一寸，当膀胱上口，三焦之募。循神阙、脐中央。水分，脐上一寸，当小肠下口。会足太阴于下脘，脐上二寸，当胃下口。历建里，脐上三寸。会手太阳、少阳、足阳明于中脘，脐上四寸，胃之募也。上上脘、脐上五寸。巨阙、鸠尾下一寸，心之募也。鸠尾、蔽骨下五分。中庭、膻中下一寸六分陷中。膻中、玉堂下一寸六分，直两乳中间。玉堂、紫宫下一寸六分。紫宫、华盖下一寸六分。华盖、璇玑下一寸。璇玑，天突下一寸。上喉咙，会阴维于天突、廉泉，天突在结喉下四寸宛宛中，廉泉在结喉上舌下中央。上颐，循承浆，与手足阳明督脉会唇下陷中，环唇上至下龈交，复出分行，循面系两目下之中央，至承泣而终。目下七分，直瞳子陷中二穴。凡二十七穴。

《难经》《甲乙经》并无循面以下之说。

任冲之别络，名曰尾翳。下鸠尾，散于腹，实则腹皮痛，虚则痒瘙。

《灵枢经》曰：缺盆之中，任脉也，名曰天突。其侧动脉人迎足阳明也。

任脉为病

《素问》曰：任脉为病，男子内结七疝，女子带下瘕聚。又曰：女子二七而天癸至，任脉通，太冲脉盛，月事以时下。七七任脉虚，太冲脉衰，天癸竭，地道不通，故形坏而无子。

又曰：上气有音者，治其缺盆中。谓天突穴也，阴维、任脉之会，刺一寸，灸三壮。

《脉经》曰：寸口脉来，紧细实长至关者，任脉也。动苦少腹绕脐，下引横骨，阴中切痛，取关元治之。

又曰：横寸口边，脉丸丸者，任脉也。苦腹中有气，如指上抢心，不得俯仰，拘急。

督　脉

督乃阳脉之海，其脉起于肾下胞中，至于少腹，乃下行于腰横骨围之中央，系溺孔之端。男子循茎下至篡，女子络阴器，合篡间，俱绕篡后屏翳穴，前阴后阴之间也。别绕臀，至少阴与太阳。在络者，合少阴上股内廉，由会阳在阴尾尻骨两旁，凡二穴。贯脊，会于长强穴。在骶骨端，与少阴会，并脊里上行，历腰腧、二十一椎下。阳关、十六椎下。命门、十四椎下。悬枢、十三椎下。脊中、十一椎下。中枢、十椎下。筋缩、九椎下。至阳、七椎下。灵台、六椎下。冲道、五椎下。身柱、三椎下。陶道、大椎下。大椎，一椎下。与手足三阳会合，上痖门，项后入发际五分。会阳维，入系舌本，上至风府，项后入发际一寸，大筋内宛宛中。会足太阳阳维，同脑入中，循脑户、在枕骨上。强间、百会后三寸。后顶，百会后一寸半。上颠。历百会、顶中央旋毛中。前顶、百会前一寸半。囟会、百会前三寸即囟门。上星，囟会前一寸。至神庭，囟会前二寸直鼻上入发际五分。为足太阳督脉之会，循额中至鼻柱，经素髎、鼻准头也。水沟，即人中。会手足阳明，至兑端，在唇上端，入龈交上齿缝中，与任脉足阳明交会而终。凡三十一穴。

督脉别络，自长强走任脉者，由少腹直上，贯脐中央，上贯心，入喉上颐环唇，上系两目之下中央，会太阳于目内眦睛明穴，见阴跷下。上额与足厥阴同会于颠，入络于脑。又别自脑下项，循肩胛，与手足太阳、少阳会于大杼，第一椎下两旁，去脊中一寸五分陷中。内挟脊抵腰中，入循膂络肾。

《难经》曰：督脉、任脉四尺五寸，合共九尺。

《灵枢经》曰：颈中央之脉，督脉也，名曰风府。

张洁古曰：督者，都也，为阳脉之都纲。任者，妊也，为阴脉之妊养。

王海藏曰：阴跷阳跷，同起跟中，乃气并而相连。任脉、督脉，同起中极之下，乃水沟而相接。

滑伯仁曰：任督二脉，一源而二歧。一行于身之前，一行于身之后。人身之有任督，犹天地之有子午，可以分，可以合。分之以见阴阳之不离，合之以见浑沦之无间。一而二，二而一者也。

李濒湖曰：任督二脉，人身之子午也，乃丹家阳火阴符升降之道，坎水离火交媾之乡。故魏伯阳《参同契》云：上闭则称有，下闭则称无。无者以奉上，上有神德居此两孔穴法，金气亦相须。崔希范《天元入药镜》云：上鹊桥，下鹊桥，天应星，地应潮，归根窍，复命关，贯尾闾，通泥丸。《大道三章直指》云：修丹之士，身中一窍，名曰玄牝。正在乾之下，坤之上，震之西，兑之东，坎离交媾之地，在人身天地之正中，八脉、九窍、十二经、十五络联辍。虚间一穴，空悬黍珠，医书谓之任、督二脉。此元气之所由生，真息之所由起。修丹之士不明此窍，则真息不生，神化无基也。俞琰注《参同契》云：人身血气，往来循环，昼夜不停。医书有任、督二脉，人能通此二脉，则百脉皆通。《黄庭经》言：皆在心内运天经，昼夜存之自长生。天经乃吾身之黄道，呼吸往来于此也。鹿运尾闾，能通督脉，龟纳鼻息，能通任脉，故二物皆长寿。此数说，皆丹家河车妙旨也，而药物火候，自有别传。

王海藏曰：张平叔言铅乃北方正气，一点初生之真阳，为丹母。其虫为龟，即坎之二阴也，地轴也。一阳为蛇，天根也，阳生于子脏之命门，元气之所系，出入于此。其用在脐下，为天地之根，玄牝之门，通厥阴。分三歧为三车，一念之非，降而为漏。一念之是，守而成铅。升而接离，补而成乾。阴归阳化，是以还元，至虚至静，道法自然，飞升而仙。

督脉为病

《素问·骨空论》云：督脉生疾，从少腹上冲心而痛不得前后，为冲疝。女子为不孕，癃痔遗溺，嗌干，治在骨上。谓腰横骨上毛际中，曲骨穴也。甚者在脐下营。脐下一寸，阴交穴也。

王启玄曰：此乃任、冲二脉之病，不知何以属之督脉。

李濒湖曰：督脉虽行于背，而别络自长强走任脉者，则由少腹直上贯脐中，贯心，入喉上颐环唇，而入于目之内眦，故显此诸证，启玄盖未深考尔。

《素问》曰：督脉实则脊强反折，虚则头重高摇之挟骨之有过者，取之所别也。

秦越人《难经》曰：督脉为病，脊强而厥。

王海藏曰：此病宜用羌活、独活、防风、荆芥、细辛、藁本、黄连、大黄、附子、乌头、苍耳之类。

张仲景《金匮》云：脊强者，五痓之总名。其证卒口噤，背反张而瘛疭。诸药不已，可灸身柱、大椎、陶道穴。又曰：痓家脉筑筑而弦直上下行。

王叔和《脉经》曰：尺寸俱浮，直上直下，此为督脉。腰背强痛，不得俯仰，大人癫病，小儿风痫。

又曰：脉来中央浮直，上下动者，督脉也。动苦腰背膝寒，大人癫，小儿痫，宜灸顶上三壮。

《素问·风论》曰：风气循风府而上，则为脑风。风入系头，则为目风眼寒。

王启玄云：脑户乃督脉足太阳之会故也。

带　脉

带脉者，起于季胁足厥阴之章门穴，同足少阳循带脉穴。章门，足厥阴、少阳之会，在季肋骨端，肘尖尽处是穴，带脉穴属足少阳经，在季肋下一寸八分陷中。围身一周，如束带然。又与足少阳会于五枢、带脉下三寸。维道。章门下五寸三分。凡八穴。

《灵枢经》曰：足少阴之正，至腘中，别走太阳而合，上至肾，当十四椎出属带脉。

杨氏曰：带脉总束诸脉，使不妄行，如人束带而前垂，故名。妇人恶露，随带脉而下，故谓之带下。

带脉为病

秦越人曰：带之为病腹满，腰溶溶如坐水中。溶溶，缓慢貌。明堂曰：带脉二穴，主腰腹纵，溶溶如囊水之状。妇人少腹痛，里急后重，瘕疝，月事不调，赤白带下，可针六分，灸七壮。

张洁古曰：带脉之病，太阴主之，宜灸章门二穴三壮。

《素问》曰：邪客于太阴之络，令人腰痛引小腹控眇，不可以仰息。眇谓季肋下之空软处。

张仲景曰：大病瘥后，腰以下有水气，牡蛎泽泻散主之。若不已，灸章门穴。

王叔和曰：带脉为病，左右绕脐腰脊痛，冲阴股也。

王海藏曰：小儿癫疝，可灸章门三壮而愈。以其与带脉行于厥阴之分，而太阴主之。

又曰：女子经病血崩，久而成枯者，宜涩之益之。血

· 76 ·

闭久而成竭者，宜益之破之。破血有三治：始则四物，入红花，调黄芪、肉桂；次则四物，入红花，调鲮鲤甲、桃仁、桂，童子小便，和酒煎服；末则四物，入红花，调易老没药散。

张子和曰：十二经与奇经七脉，皆上下周流。唯带脉起少腹之侧，季胁之下，环身一周，络腰而过，如束带之状。而冲、任二脉，循腹胁夹脐旁，传流于气冲，属于带脉，络于督脉。冲、任、督三脉，同起而异行，一源而三歧，皆络带脉。因诸经上下往来，遗热于带脉之间，客热郁抑，白物满溢，随溲而下，绵绵不绝，是为白带。《内经》云：思想无穷，所愿不得，意淫于外，入房太甚，发为筋痿，及为白淫。白淫者，白物淫衍如精之状，男子因溲而下，女子绵绵而下也。皆从湿热治之，与治痢同法。赤白痢，乃邪热传于大肠；赤白带，乃邪热传于小肠。后世皆以赤为热，白为寒，流误千载，是医误之矣。又曰：《资生经》载一妇人患赤白带下，有人为灸气海未效，次日为灸带脉穴，有鬼附耳云：昨日灸亦好，只灸我不著，今灸着我，我去矣，可为酒食祭我。其家如其言祭之，遂愈。予初怪其事，因思晋景公膏肓二鬼之事，乃虚劳已甚，鬼得乘虚居之，此妇抑或劳心虚损，故鬼居之。灸既著穴，不得不去。自是凡有病此者，每为之按此穴，莫不应手酸痛，令归灸之，无有不愈。其穴，在两胁季肋之下一寸八分。若更灸百会穴尤佳。《内经》云：上有病，下取之；下有病，上取之。又曰：上者下之，下者上之。是矣。

刘宗厚曰：带下多本于阴虚阳竭，营气不升，经脉凝涩，卫气下陷，精气积滞于下焦奇经之分，酝酿而成。

以带脉为病得名，亦以病形而名。白者属气，赤者属血。多因醉饱房劳，服食燥热所至。亦有湿痰流注下焦者，肾肝阴淫湿胜者，或惊恐而木乘土位，浊液下流，或思慕无穷，发为筋痿，所谓二阳之病发心脾也。或余经湿热，屈滞于少腹之下，或下元虚冷，子宫湿淫。治之之法，或下或吐，或发中兼补，补中兼利，燥中兼升发，润中兼温养或温补，或收涩，诸例不同，亦病机之活法也。

巢元方《病源》曰：肾著病，腰痛冷如冰，身重，腰如带五千钱，不渴，小便利，因劳汗出，衣里冷湿而得。久则变为水也。《千金》用肾著汤，《三因》用渗湿汤，东垣用独活汤主之。

气口九道脉

《手检图》曰：肺为五脏华盖，上以应天，解理万物，主行精气，法五行，应四时，知五味，气口之中，阴阳交会，中有五部，前后左右，各有所主。上下中央，分为九道，诊之则知病邪所在也。

李濒湖曰：气口一脉，分为九道，总统十二经，并奇经八脉，各出诊法，乃岐伯秘授黄帝之诀也。扁鹊推之，独取寸口以决死生。盖气口为百脉流注朝会之始故也。三部虽传，而九道沦隐，故奇经之脉，世无人知，今撰为图，并附其说于后，以泄千古之秘藏云。

岐伯曰：前部如外者，足太阳膀胱也。动苦目眩头项腰背强痛，男子阴下湿痒；女子少腹痛引命门，阴中痛，子脏闭，月水不利。浮为风，涩为寒，滑为劳热，紧为宿食。中部如外者，足阳明胃也。动苦头痛面赤。滑为饮，浮为大便不利，涩为嗜卧肠鸣，不能食，足胫痹。后部如外者，足少阳胆也。动苦腰背胕股肢节痛。浮为气，涩为风，急为转筋为劳。

前部如内者，足厥阴肝也。动苦少腹痛引腰，大便不利，男子茎中痛，小便难，疝气两丸上入；女子月水不利，阴中寒，子户闭，少腹急。

中部如内者，足太阴脾也。动苦腹满胃中痛，上管有寒食不下，腰上状如居水中。沉涩，为身重足胫寒痛，烦满不能卧，时咳唾有血，泄利食不化。

后部如内者，足少阴肾也。动苦少腹痛，与心相引，背痛，小便淋，女人月水来，上抢心胸，胁满，股里拘急。

前部中央直者，手少阴心、手太阳小肠也。动苦心下坚痛，腹胁急。实急者为感忤，虚者为下利肠鸣，女子阴中痒痛，滑为有娠。

中部中央直中者，手厥阴心主也。动苦心痛，面赤多喜怒，食苦咽。微浮苦悲伤恍惚，涩为心下寒，沉为恐怖，如人将捕之状，时寒热，有血气。

后部中央直者，手太阴肺、手阳明大肠也。动苦咳逆，气不得息。浮为风，沉为热，紧为胸中积热，涩为时咳血。

前部横于寸口丸丸者，任脉也。动苦少腹痛，逆气抢心胸，拘急不得俯仰。《脉经》云：寸口脉紧细实长下至关者，任脉也。动苦少腹绕脐痛，男子七疝，女子瘕聚。

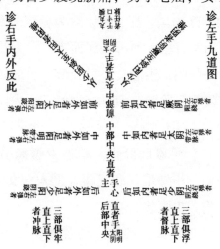

三部俱浮。直上直下者，督脉也。动苦腰脊强痛，不得俯仰，大人癫，小儿痫。

三部俱牢，直上直下者，冲脉也。苦胸中有寒疝。《脉经》曰：脉来中央坚实，径至关者，冲脉也。动苦少腹痛，上抢心，有瘕疝遗溺，女子绝孕。

前部左右弹者，阳跷也。动苦腰背痛，癫痫，僵仆羊鸣，偏枯痪痹，身体强。

中部左右弹者，带脉也。动苦少腹痛引命门，女子月事不来，绝继复下，令人无子，男子少腹拘急，或失精也。

后部左右弹者，阴跷也。动苦癫痫寒热，皮肤强痹，少腹痛，里急，腰胯相连痛，男子阴疝，女子漏下不止。

从少阴斜至太阳者，阳维也。动苦癫痫，僵仆羊鸣，手足相引，甚者失音不能言，肌肉瘠痒。

从少阳斜至厥阴者，阴维也。动苦癫痫，僵仆羊鸣，失音，肌肉瘠痒，汗出恶风。

释　音

跻脚却乔蹻四音。举足高也，又跻捷也。跗音肤，足背也。跟音根，足踵也。踝花上声，足螺蛳骨也。嗌音益，喉也。噤音禁，口闭也。龈音银，齿根肉也。臑濡嫩二音，软肉也。胁音抄，季肋下也。腨音喘，脚肚也。膕音国，屈膝腕中也。膻音亶，胸中也。腧音戍，五脏腧也。脘音管，胃脘也。胛音甲，背两旁骨也。膂音旅，夹脊肉也。臀髀股也，眴音犉。目动也。眦音剂，目角际也。眛音妹，目不明也。瞋音嗔，怒目张也。瞑音眠，寐也。睑音检，眼弦也。髆音博，肩胛骨也。髋音宽，髀上也。胻音行，臁骨也。髃虞偶二音，肩前也。骭音干，胫骨也。骶音氐，尾脊骨也。髎音寥，骨空处也。窌与髎同（《说文》音），窖也。癫音颠，仆病也。痫音闲，惊病也。痉音颈，风强病也。痓痫去声，午前午后病也。痫音顽，痹也。痿音委，肢软也。瘕音贾，积病也。疝山讪二音，寒痛病也。癃音隆，小便淋也。癞音颓，阴肿也。瘂与哑同。痠与酸同。疻音洧。针疮也。瘥楚懈切，楚嫁切，病除也。辏音凑，辐辏也。侠古文，侠挟通用。俛音免，俯也。仆音赴，颠倒也。溉音概，灌也。泌音笔，别水也。溺音尿，小便也。

溲音搜，小便也。涩音涩，不滑也。怫音佛，怫郁也。悍音汗，猛也。剽音漂，疾也。悗音闷，同义又音瞒惑。惕音狄，心动也。颃音杭，颈也。烦音求，面颧也。颡桑上声，额也。郄与隙同，孔郄也。罅呼讶切，孔罅也。扩音郭，引长之意。隧音遂，小路也。纂初患切，阴下缝间也。募与膜同，膍音琵。椎音缒，脊之骨节也。髀厌音算掩，股后骨，即环跳也。瘛疭并音治纵，手足舒缩也。膏肓音高荒，心上鬲下也。惵卑音蝶，怯弱也。漯漯音踏，汗应时出之貌。晄晄音荒，目不明也。筑筑气痛如筑也，丸丸脉如珠丸也。洗洗音玺，皮毛凄怆恶寒之貌。洒洒音洗，同义。

奇经八脉考卷终

旌德王汝谦镜堂参校

图书在版编目（CIP）数据

濒湖脉学／（明）李时珍著. —太原：山西科学技术出版社，2019.3（2023.5 重印）

（中医临床经典丛书）

ISBN 978 - 7 - 5377 - 5881 - 9

Ⅰ. ①濒… Ⅱ. ①李… Ⅲ. ①《濒湖脉学》Ⅳ. ①R241.1

中国版本图书馆 CIP 数据核字（2019）第 018212 号

濒湖脉学
BIN HU MAI XUE

出　版　人：阎文凯
著　　　者：明·李时珍
整　理　人：王雅琴　郝　洋　高丽娜
责 任 编 辑：王　璇
封 面 设 计：杨宇光

出 版 发 行：山西出版传媒集团·山西科学技术出版社
　　　　　　　地址：太原市建设南路 21 号　邮编：030012
编辑部电话：0351 - 4922135
发 行 电 话：0351 - 4922121
经　　　销：各地新华书店
印　　　刷：运城日报印刷厂
网　　　址：www.sxkxjscbs.com
微　　　信：sxkjcbs

开　　　本：890mm×1240mm　1/32　印张：2.875
字　　　数：57 千字
版　　　次：2019 年 3 月第 1 版　2023 年 5 月山西第 6 次印刷
书　　　号：ISBN 978 - 7 - 5377 - 5881 - 9
定　　　价：16.00 元

本社常年法律顾问：王葆柯

如发现印、装质量问题，影响阅读，请与发行部联系调换。